为健康"**骨**"劲

骨科120丛书

总顾问 刘昌胜 张英泽 戴尅戎
总主编 苏佳灿

保髋

120问

U0257675

主编 ◎ 沈超 何崇儒 李扬

上海大学出版社

图书在版编目(CIP)数据

保髋120问 / 沈超,何崇儒,李扬主编. -- 上海：
上海大学出版社,2024.7. --(为健康"骨"劲 / 苏
佳灿总主编). -- ISBN 978-7-5671-5035-5

Ⅰ. R684-44

中国国家版本馆 CIP 数据核字第 2024DG5971 号

策划编辑　陈　露
责任编辑　高亚雪
封面设计　缪炎栩
技术编辑　金　鑫　钱宇坤

为健康"骨"劲

保髋 120 问

沈　超　何崇儒　李　扬　主编

上海大学出版社出版发行

(上海市上大路 99 号　邮政编码 200444)

(https://www. shupress. cn　发行热线 021-66135112)

出版人　戴骏豪

*

南京展望文化发展有限公司排版

上海颛辉印刷厂有限公司印刷　各地新华书店经销

开本 890mm×1240mm　1/32　印张 3.5　字数 70 千

2024 年 8 月第 1 版　2024 年 8 月第 1 次印刷

ISBN 978-7-5671-5035-5/R·74　定价　58.00 元

本书编委会

主 编　沈　超　何崇儒　李　扬

编委会　（按姓氏笔画排序）

丁　然（中国人民解放军中部战区总医院）

朱俊峰（上海交通大学医学院附属新华医院）

李　扬（上海交通大学医学院附属新华医院）

李　涛（上海交通大学医学院附属新华医院）

李树焕（海南省澄迈县人民医院）

肖　飞（上海交通大学医学院附属新华医院）

何崇儒（上海交通大学医学院附属新华医院）

沈　超（上海交通大学医学院附属新华医院）

陈　刚（四川大学华西医院）

陈晓东（上海交通大学医学院附属新华医院）

殷庆丰（山东大学第二医院）

彭　飞（武汉大学人民医院）

彭建平（上海交通大学医学院附属新华医院）

韩修国（上海交通大学医学院附属新华医院）

序 言

　　"岁寒,然后知松柏之后凋也。"意为一个人的节操与品行,只有在困境中才能显现。而我等从医者,正是立志守护人身之"松柏"——强健的骨骼。

　　骨为身之干,支撑起生命的屹立不倒。然世间疾病千奇百怪,骨疾尤为凶险。有如暗夜突袭的骨折创伤,似无声蚕食的骨质疏松,或如幽灵般游走的骨肿瘤……无不考验着骨科医者的智慧与经验。

　　本丛书以"强骨"为宗旨,撷取骨科领域精华,解答患者关切。自创伤骨科到关节外科,从脊柱到四肢,举凡骨科疑难疑点,图文并茂,一一道来。寓医理于浅言,蕴经验于问答。言简意赅却包罗万象,通俗晓畅而雅俗共赏。

　　本丛书共21个分册,涵盖骨科所有常见疾病,是目前国内最系统、最全面的骨科疾病科普系列丛书。从骨折、骨不连等常见创伤,到骨性关节炎、骨质疏松等慢性病,从关节镜微创技术到修复重建难题,从骨科护理常识到康复指导,可谓全方位、多角度、立体化地解答骨科常见疾病诊疗问题。120问的内容设计,聚焦读者最迫切的疑惑,直击骨科就诊最本质的需求,力求读者短时间内获取最实用的知识。这是一系列服务骨科医患共同的工具书,更是一座沟通医患的桥梁。

"岁月不居,时节如流。"随着人口老龄化加剧,骨科疾病频发。提高全民骨健康意识,普及骨科养生保健知识,已刻不容缓。我们坚信,树立正确观念,传播科学知识,能唤起公众对骨骼健康的关注,进而主动规避骨病风险。这正是本丛书的价值所在,亦是编写初衷。

让我们携手共筑健康之骨,守望生命之本,用"仁心仁术"抒写"岁寒不凋"的医者丰碑,用执着坚守诠释"松柏常青"的"仁爱仁医"。

"博观而约取,厚积而薄发",愿本丛书成为广大读者的良师益友,为患者带去希望,为医者增添助力。让我们共同守护人体这座最宏伟的"建筑",让健康的骨骼撑起每一个生命的风帆,乘风破浪,奋勇前行!

总主编 苏佳灿

2024 年 7 月

前　言

在快速发展的现代社会中,健康问题越来越受到人们的重视,而髋关节健康作为生活质量的重要保障,也逐渐受到公众的广泛关注。然而,保髋作为新兴学科,相关知识还不为公众所了解。因此,《保髋120问》一书应运而生,旨在为广大读者提供一个全面、科学、实用的髋关节保健指南。本书通过问答的形式讲解了常见的髋关节疾病,同时结合最新的医学研究成果,提出了一系列预防和治疗髋关节疾病的方法。

我们深知,保持髋关节健康不仅需要医学专家的指导,更需要公众的自我保健意识和日常生活中的实践。因此,本书特别强调了生活方式的调整,如体育锻炼、工作和休息姿势等方面的建议,旨在帮助读者构建一个有利于髋关节健康的生活环境。

本书适合所有关心髋关节健康的人群阅读,无论是医学专业人士,还是普通大众,都能从中获益。我们希望通过本书,能够增强大家的健康意识,为读者提供有效的预防和治疗髋关节疾病的知识,让每个人都能拥有一个健康的生活和运动状态。

在此,我们感谢所有为本书的编写提供帮助的专家和学者,他们的辛勤工作和宝贵经验是本书得以完成的重要保障。同时,我们也期待读者的反馈,希望《保髋 120 问》能够不断完善,从而更好地服务于广大读者。

让我们一起步入髋关节健康的旅程,探索科学保髋的奥秘,为自己和家人的健康保驾护航。

编　者

2024 年 3 月

目录

第二篇 股骨头坏死

第三篇 髋关节不稳定

第一篇
髋关节撞击综合征

 1 什么是髋关节撞击综合征?

　　髋关节撞击综合征是一种常见于年轻人,特别是运动员的疾病。髋关节撞击综合征的发病机制是由于股骨近端和髋臼边缘因各种原因发生异常接触,导致髋关节接触区域出现明显的应力集中,使得髋关节在活动时,股骨头与髋臼的摩擦异常增加。髋关节撞击综合征会导致相关部位的软骨和髋臼唇出现损伤,持续疼痛,长期甚至导致退行性改变。

　　髋关节撞击综合征常常通过体格检查、X线检查或 MRI 检查等影像学检查进行诊断。而对于治疗,通常在进行物理治疗以改善关节活动范围和灵活性无效时,可能需要进行手术以修复或去除髋关节中的撞击部位。

2 髋关节撞击综合征如何分类？

从广义上来说，髋关节撞击综合征分为两大类，即关节内撞击和关节外撞击。关节内撞击为传统意义上的髋关节撞击，髋关节撞击综合征主要分为三类：

（1）凸轮型（Cam 型）撞击：这种撞击发生在股骨头和股骨颈之间的交界处出现异常形状时。这种异常可能会使股骨头在髋关节活动过程中与髋臼边缘接触增加，从而导致撞击和关节软骨损伤。

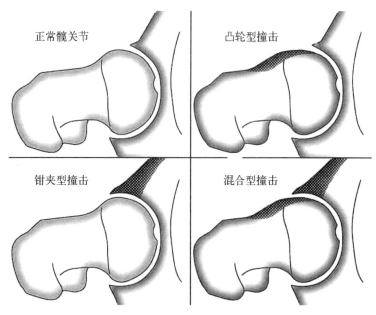

正常髋关节　　　　凸轮型撞击

钳夹型撞击　　　　混合型撞击

髋关节撞击综合征分类

（2）钳夹型（Pincer 型）撞击：这是由于髋臼边缘覆盖过度或髋臼前倾方向不正确导致的。在髋关节活动时，过度覆盖的髋臼边缘与股骨头发生异常接触，从而导致关节软骨和关节囊损伤。

（3）混合型撞击：这是凸轮型撞击和钳夹型撞击的组合，两种撞击同时出现在一个髋关节。

3 髋关节撞击综合征的症状是什么？

髋关节撞击综合征的症状可能因个体差异而有所不同，以下是一些常见症状：

（1）髋部疼痛：这通常是首要且最明显的症状。疼痛可能在髋关节内侧、前侧或大腿区域出现。尤其是在腹股沟区域会出现慢性疼痛、隐痛和关节酸胀感，长时间行走、下蹲、剧烈运动等活动时，疼痛会加重或复发。此外，长期存在髋关节撞击的患者还可能出现臀部及耻骨附近的疼痛，疼痛可能在活动后加重，尤其是在跑步、跳跃或长时间站立之后。

（2）肌肉僵硬和活动受限：髋关节撞击可能导致关节僵硬和活动受限，如髋关节弯曲、旋转或将大腿外展，可能会变得困难而且痛苦。

（3）关节研磨感：患者可能会在关节活动时有关节研磨感，或者摩擦感、锁死感。这种感觉可能是由于关节软骨或其他结构受损所引起的。

（4）慢性疼痛：随着时间的推移，反复撞击和摩擦可能会导致慢性疼痛和炎症。这种疼痛可能会在活动、休息或夜间加重。

 什么是凸轮型撞击？

凸轮型撞击是髋关节撞击综合征的一种类型。它是由于髋关节形态异常而引起的一种髋关节撞击情况。由于各种解剖学或外伤等因素，导致股骨头颈结合部异常增生，并导致髋关节在正常活动中出现股骨头颈结合部与髋臼边缘发生异常接触，引起软骨和髋臼唇受损。凸轮型撞击更常见于年轻的活跃人群，特别是运动员和运动爱好者。常见的症状包括髋关节疼痛、僵硬感、关节不稳定和活动受限。诊断通常涉及临床症状评估、影像学检查（如 X 线检查、MRI 检查）和其他相关测试。治疗方案通常根据病情的严重程度和个体需求而定，包括保守治疗（如物理治疗、抗炎药物）和手术矫正（如髋关节镜手术）。

5 什么是钳夹型撞击?

钳夹型撞击是髋关节撞击综合征的一种类型。它是由于髋臼过度覆盖或异常形态而引起的一种髋关节撞击情况。正常情况下,髋臼应该与股骨头相匹配,留下充足的空间供关节运动。然而,当钳夹型撞击发生时,髋臼覆盖的范围往往超过正常范围,导致股骨头在关节运动期间,与髋臼发生过度碰撞和摩擦。引起钳夹型撞击的常见因素包括髋臼反倾、局部增生或髋臼覆盖过深等。

钳夹型撞击通常是一种慢性发展的病理过程,可能会导致髋关节软骨的损伤及磨损,最终可能引起髋关节炎和疼痛。症状可能包括髋部或腰部疼痛、关节不稳定感、活动范围受限,以及偶发的臀部或大腿疼痛。钳夹型撞击的诊断通常涉及临床症状评估、影像学检查(如 X 线检查、MRI 检查)和其他相关测试。治疗方案根据病情的严重程度和个体需求而定。

6 髋关节撞击综合征的诊断需要做哪些影像学检查?

髋关节撞击综合征的诊断通常需要进行以下影像学检查来

评估髋关节的状况：

（1）X线检查：X线检查可以提供骨骼结构的详细信息，包括髋关节的形态、骨折或骨损伤的存在及骨骼畸形的情况。

（2）CT检查：CT检查可以提供更详细的骨骼结构和软组织的图像，有助于评估骨折、骨损伤或髋关节周围软组织的损伤情况，尤其是提供三维重建图像和股骨前倾角的数据。

（3）MRI检查：MRI检查可以提供骨骼、软组织、韧带和肌肉等结构的详细图像。它能够帮助医生评估髋关节周围软组织的损伤，如滑膜囊肿、肌腱损伤及软骨损伤等。

（4）超声检查：超声检查可以用于评估髋关节周围的肌肉、韧带和滑囊的损伤情况。它可以帮助排除其他可能的损伤，如肌肉撕裂、韧带损伤等。

这些影像学资料可以为医生提供详细的髋关节结构和损伤的信息，帮助确定髋关节撞击综合征的程度和潜在的病理改变。根据影像学检查结果，医生可以制定适当的治疗方案，并进一步评估是否需要其他进一步的治疗或手术干预。

MRI检查报告提示髋关节积液，这是髋关节撞击综合征吗？

不一定。髋关节积液是指在髋关节内积聚了过多的液体，它可能是由多种原因引起的。髋关节在正常情况下存在一定量的积液,起到正常维持关节液压和润滑的作用,因此,MRI 检查报告提示的髋关节积液并非一定是髋关节撞击综合征。但髋关节撞击可导致关节积液明显增多。髋关节撞击综合征可以是导致髋关节积液的一个原因,但并不是唯一的原因。其他导致髋关节积液的原因包括:

(1)髋关节炎:由于炎症或退行性改变引起的髋关节炎可能导致积液。

(2)髋关节感染:细菌或病毒感染髋关节可能导致积液。

(3)创伤或损伤:髋关节的创伤或损伤(如骨折、关节囊损伤)可能引起积液。

(4)其他炎症性疾病:如风湿性关节炎、强直性脊柱炎等也可以导致积液。

 髋关节撞击综合征会导致骨关节炎吗?

会的。髋关节撞击综合征如果未经治疗,是有可能导致骨关节炎的。在髋关节撞击综合征中,股骨头或髋臼的形状异常,导致在运动中它们之间的接触不正常。这种反复的异常接触和冲击能加速关节软骨的磨损,从而使得骨组织暴露并直接接触,这可能导致骨关节炎。骨关节炎的症状包括疼痛、肿胀、僵硬和关节活动受限。因此,髋关节撞击综合征的早期识别和治疗,是阻止或延缓骨关节炎发展的关键。从长期影响来看,髋关节撞击必然会使撞击区域的软骨组织损伤,进而会波及周围的健康软骨,并通过撞击产生股骨头异常活动,导致骨关节炎的发生。

 髋关节撞击综合征会导致骶髂关节不适吗?

髋关节撞击综合征可能会导致骶髂关节的不适。因为髋关节的运动可能会对相邻的骨盆和脊柱产生影响。当髋关节发生撞击时,可能会产生疼痛。这样的撞击力量也可能通过骨盆向骶髂关节区域传播,引起骶髂关节不适。这种不适可能表现为骶髂关节区域的疼痛、僵硬或不稳定。然而,骶髂关节的不适还可以由其他原因引起,如骶髂关节炎、骶髂关节紊乱、骶髂关节韧带劳损等。原则上髋关节撞击合并髋脊柱综合征的患者可能会发现骶髂关节轻度退变及因此导致的骶髂关节不适。

 髋关节撞击综合征会导致臀部疼痛吗?

绝大部分髋关节撞击主要发生在前方,因而臀部很少因髋关节撞击而疼痛。但联合前倾角偏大或偏小的患者及坐骨股骨撞击的患者可以出现臀部疼痛,其原因可能是由于股方肌水肿,后方不稳或后方撞击导致。

总体来说,髋关节撞击综合征可能导致臀部疼痛,但不一定所有患者都会出现臀部疼痛。疼痛的感觉和具体的症状可能因个人差异而异。有些人可能只是感到髋部疼痛,而没有明显的臀部疼痛。需要指出的是,臀部疼痛还可以由其他多种原因引起,如肌肉劳损、骨折、滑膜炎、坐骨神经痛等。

11 髋关节撞击综合征会导致股骨头坏死吗?

股骨头坏死是指股骨头内部由于血液供应不足,导致骨组织坏死和损坏。髋关节撞击综合征会导致软骨损伤,这通常发生在剧烈运动、交通事故、跌倒等情况下,最后甚至发展为骨关节炎。但是髋关节撞击综合征不是直接导致股骨头坏死的主要原因。常见的股骨头坏死的原因包括股骨头血液供应中断、长期慢性髋关节疾病(如髋关节炎)、长期使用类固醇药物、骨折等。这些因素会影响股骨头的血液循环和供应,导致骨组织坏死。一般髋关节撞击综合征是不会导致股骨头坏死的,但髋关节撞击综合征可能会导致软骨下骨骨折,在 MRI 图像上可能被误认为是股骨头坏死。

12 屈髋内旋不适是髋关节撞击综合征吗？

　　绝大部分的前方髋关节撞击综合征都可能导致屈髋内旋不适，但屈髋内旋不适不能作为髋关节撞击综合征的特异性诊断标准。需要指出的是，屈髋内旋不适可以是髋关节撞击综合征的症状之一，但屈髋内旋不适不一定就是由髋关节撞击综合征引起的，还可能与其他髋关节问题，如髂腰肌损伤、股直肌损伤、髋臼唇损伤、滑膜炎、股骨头坏死等相关。髋关节撞击综合征是一种髋关节内撞击造成的疼痛和不适，通常在做屈髋内旋动作时出现，但并非是该疾病的诊断"金标准"。联合前倾角偏小的患者也可能会出现屈髋内旋不适，因而屈髋内旋不适并非都是髋关节撞击综合征。

13 C 区不适是髋关节撞击综合征吗？

　　C 区的范围包括腹股沟、股外侧及臀部。因而在此区域发生的任何不适都可称为 C 区不适。髋关节撞击综合征、髋关节不稳定、髂胫束近端综合征、臀肌挛缩等都可以造成 C 区不适，因而 C 区不适并不仅限于髋关节撞击综合征所导致。

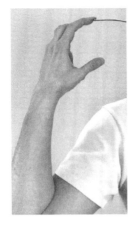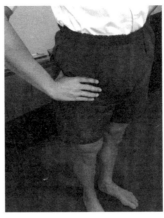

手掌范围内即为 C 区

14 什么是封闭注射？

　　封闭注射指通过局部注射皮质醇类药物或局部麻醉药物，从而对局部髋部不适进行诊断和治疗的方法。一般可分为关节外封闭和关节内封闭。封闭注射一般采用导向的方式进行，医生会使用 X 线或其他影像引导设备，准确地将药物注射到髋关节区域。这种注射可以用于治疗髋关节疼痛、减轻炎症、术前麻醉、评估疼痛源等。

　　在进行髋部封闭注射之前，医生会对患者进行详细的病史询问和体格检查，并可能要求患者进行必要的影像学检查，以确定适当的治疗方案并确定注射的位置。在注射过程中，患者可能会感到一些不适或局部麻木，但这一过程通常是短暂的。在注射后,患者会感觉到疼痛缓解和改善。

然而,值得注意的是,髋部封闭注射可能存在一些风险和副作用,包括但不限于感染、出血、神经损伤、过敏反应等。因此,在进行髋部封闭注射之前,医生会对潜在的风险进行全面评估,并与患者充分讨论相关的利益和风险。

15 关节内封闭有效说明什么呢?

关节内封闭有效指的是关节内注射药物后,不适缓解 50%以上。如果髋关节内封闭显示有效,通常意味着注射的药物对于缓解髋关节疼痛或其他相关症状产生了明显的效果。这也可能证实了症状的源头,提供了疼痛缓解的临时措施,或为其他治疗方法提供了关键的信息。髋关节内封闭注射可以用于治疗多种髋关节疾病及不适,包括髋关节炎、髋关节滑膜炎、滑膜囊肿及髋关节软骨损伤等。通过将药物直接注射到髋关节内,可以迅速将其输送到病变区域,起到镇痛、减轻炎症、改善关节功能等作用。然而,需要注意的是,髋关节内封闭仅仅是暂时的疼痛缓解方法,它并不是治愈疾病的方法。其有效性可能因个体差异而有所不同,持续的效果也会因个人情况而有所不同。封闭注射的效果持续时间各不相同,有些患者可能会在数周或数月内获得缓解,而有些患者则并非如此。

16 物理治疗对髋关节撞击综合征有效吗？

物理治疗(简称理疗)在某些情况下可以作为治疗髋关节撞击综合征的一部分,但治疗效果可能因个体情况而异。髋关节撞击综合征可能是由髋关节结构异常、肌肉不平衡、运动过度等原因引起的,导致疼痛和不适。理疗可以通过一系列的物理治疗技术来缓解症状、促进康复和改善髋关节功能。以下是一些常见的理疗方法,可应用于髋关节撞击综合征的治疗：

(1)热敷：通过热敷可以促进血液循环,减轻疼痛和炎症。

(2)冷敷：通过冷敷可以减轻疼痛和肿胀,同时降低炎症反应。

(3)牵引：通过应用适当的牵拉力量来缓解髋关节的压力,从而减轻疼痛和改善关节的活动。

(4)其他治疗：包括针对髋关节周围肌肉的运动疗法、按摩、电疗等治疗手段,以帮助恢复肌肉平衡、提供支持和稳定,加强髋关节和周围区域的柔韧性和力量。

(5)平衡和步态训练：通过平衡练习和改善步态,来提高髋关节的稳定性,减少关节受力和撞击。

髋关节撞击综合征手术治疗后还能运动和开车吗?

　　髋关节撞击综合征手术后,通常会有一个康复期来恢复髋关节的功能和稳定性。在康复期内,患者需要严格遵循医生或物理治疗师的建议,进行适当的康复训练和活动限制,以确保恢复的顺利进行。

　　术后具体能否进行运动和开车,需要根据手术类型、康复进程及个人情况而定。一般来说,在康复初期,可能需要限制髋关节活动,避免高强度运动和激烈活动。随着康复的进展,可以逐渐增加活动的强度和范围。对于开车,髋关节的灵活性和稳定性非常重要。如果手术后的髋关节恢复良好,没有疼痛、抽搐或活动限制,是有可能恢复正常驾驶的。然而,建议在康复初期还是要避免长时间连续驾驶,以免髋关节过度使用和造成不适。正常情况下,患者在做完髋关节撞击综合征手术后 12 周开始,可以尝试开车及做一些轻度的运动,一般建议循序渐进,可在术后 6 个月左右恢复正常的生活和运动。

18 髋关节撞击综合征手术治疗后一般要恢复多久？

一般接受髋关节撞击综合征手术的患者，在术后即可开始康复锻炼，手术的恢复时间因手术类型、个体差异和术后康复计划而异。一般来说，术后完全恢复通常需要数月到1年的时间。术后的康复可以分为几个阶段：

（1）术后初期（第1周）：在该阶段患者需要静养和限制活动。此时，物理治疗师会辅助进行床边运动，进行康复指导。

（2）早期康复阶段（2到6周）：在这个阶段，将逐渐增加活动范围，开始进行康复运动和物理治疗。可能会借助于助步器或拐杖来帮助行走。

（3）中期康复阶段（7周到3个月）：在这个阶段，伤口通常愈合并且髋关节的稳定性逐渐增加。可能会逐渐减少对助步器或拐杖的依赖，开始进行更具挑战性的康复运动和功能性活动。

（4）晚期康复阶段（4个月到1年）：在这个阶段，髋关节应该已经恢复了稳定性和正常功能。患者可以逐渐恢复到日常活动和运动中，并继续进行康复运动以保持良好的髋关节功能。

19 髋关节撞击综合征手术有哪些并发症?

髋关节撞击综合征手术可能会带来一些并发症,但这些并发症比较罕见。

(1)手术后可能会出现切口感染或深部感染,这可能需要适当的治疗,包括抗生素的使用和手术引流。

(2)手术后会增加血栓形成的风险,特别是深静脉血栓形成和肺栓塞。常规的预防措施通常包括抗凝治疗、使用弹力袜、早期活动和饮水等。

(3)最主要的并发症是髋关节撞击症状的残留。

(4)手术过程中可能会发生神经或血管损伤。这可能导致感觉异常、肌力减弱、疼痛或血流不畅。

(5)异位骨化。

(6)手术后可能会出现髋关节部位的疼痛或僵硬感,需要适当的康复措施来改善。

20 髋关节撞击综合征手术早期不能做哪些动作?

在髋关节撞击综合征手术的早期阶段,需要限制一些动作,

以保护手术区域,并促进愈合和防止并发症。以下是一些通常需要限制的动作:

(1) 弯腰和屈膝过度:避免过度弯腰和屈膝,因为这可能会给手术区域带来不必要的压力。必要时可使用特殊的工具或设备来帮助弯腰或拾起物品。

(2) 交叉腿:避免交叉腿,因为这可能会对手术区域施加额外的压力和扭曲,导致髋关节不适和不稳定。

(3) 突然的扭动和转向:避免突然的扭动和转向,特别是当站立或行走时。这可以减少对手术区域造成的压力和不适。

(4) 高冲击的活动:避免进行高冲击的活动,如跳跃、奔跑和剧烈的运动等。这些活动可能会给手术区域带来过度的应力和压力。

(5) 单腿站立或行走:在早期康复阶段,应避免长时间单腿站立或行走,以减少对手术髋关节的负担。必要时可使用助步器或拐杖来帮助患者行走。

 髋关节撞击综合征手术后磨除的骨组织还会再生吗?

对于稳定的髋关节而言,髋关节撞击综合征手术所磨除的骨组织是不会再生的。手术的目的是去除撞击造成的骨组织的不适和损伤,以减轻症状并恢复正常髋关节的功能。然而,单纯骨组织的磨除也并不能完全消除撞击。如果持续暴露于引起撞击的诱发因素（如异常髋关节解剖结构、肌肉失衡、过度使用等），可能会导致这些骨组织再次受到磨损和损伤。

22 髋关节撞击综合征手术会导致异位骨化吗？

异位骨化是指在非骨组织的区域产生新的骨组织。对于髋关节撞击综合征患者，当经过手术的髋关节组织再次受到刺激或损伤时，可能会触发异位骨化的过程。如果对于软组织激惹较少，同时髋关节自身的稳定性没有问题的话，异位骨化率一般是极低的。但如果髋关节自身稳定性存在一些问题，术中软组织损伤又较大，则异位骨化发生率仍然存在。异位骨化可能会在手术后几个月到几年内发展。它的严重程度和影响因人而异，有些人可能不会出现明显的症状或不适，而另一些人可能会出现疼痛、肿胀、活动受限等症状。

为了预防和减少异位骨化的发生，以下措施可能是有益的：

（1）手术技术和术后管理：建议由经验丰富的外科医生进行手术，以减少组织创伤和损伤，并进行正确的术后管理。

（2）康复锻炼和物理治疗：建议进行康复锻炼和物理治疗，以维持髋关节的稳定性，保持良好的肌肉平衡和关节活动性，从而减少异位骨化的风险。

（3）避免过度活动和高冲击活动：术后应避免过度活动和高

冲击活动,特别是在手术后的早期阶段,以减少对髋关节造成的不必要应力和压力。

（4）使用药物：适当口服抗异位骨化药物。

23 除了关节镜还有哪些手术方式适合治疗髋关节撞击综合征?

对于髋关节撞击综合征,除了髋关节镜外,还有 mini-open 和 heuter 微创入路及外科脱位手术入路等技术可以用于治疗髋关节撞击综合征。

24 什么是髂前下棘棘下撞击?

髂前下棘棘下撞击(subspine impingement,SSI)是指各种因素作用下髂前下棘棘下间隙明显减小,从而导致股骨头颈结合部远端与髂前下棘下极面异常接触,进而引起软组织及软骨损伤的关节外撞击。

髋关节的正常活动应该是平稳、无阻碍的,但当棘下间隙减小或消失后,股骨头颈结合部和髂前下棘的下极面与关节囊或附近软组织之间就会发生摩擦和碰撞。髂前下棘棘下撞击的症状通常表现为髋部疼痛，特别是在进行活动时更为明显，如走路、跑步、蹲下或坐下起立。疼痛可能在髋部前方或前侧出现，也可能放射到大腿或膝关节。其他症状可能包括髋关节僵硬、弯曲和旋转运动受限，以及肌肉力量减退等。

25 髂前下棘棘下撞击的症状是什么？

髂前下棘棘下撞击的主要症状可表现为髋关节前方软组织受损时表现的征象，可能出现的一些症状包括：

（1）髋部疼痛：最常见的症状是髋部疼痛，可能是隐痛或剧痛。疼痛通常位于髋关节前侧和外侧，也可能向大腿前侧或侧面放射。

（2）活动受限：髂前下棘棘下撞击可能导致髋关节活动范围减少，特别是在做内旋、屈曲和伸展等动作时。抬腿、行走、蹲下等活动也可能会受到限制。

（3）髋部肌肉无力或萎缩：长期存在的髂前下棘棘下撞击可能会导致股直肌的无力或萎缩，可能由于疼痛和活动受限导致肌肉活动减少。

（4）髋关节的发音与异常感觉：髂前下棘棘下撞击发生时，可能会出现髂腰肌的弹响，如"咔嗒"声或摩擦声。同时，一些患者还可能感觉到髋关节的异常，如刺痛、酸胀、麻木或刺激感。

　　需要注意的是,髂前下棘棘下撞击的症状可能因个体差异而有所不同,并且可能与其他髋关节问题重叠,其临床症状与经典的凸轮型撞击非常相似。

 治疗髂前下棘棘下撞击为什么要打关节外封闭?

　　由于髂前下棘棘下撞击与经典的凸轮型撞击的临床症状极度相似,为避免误诊,通过关节外的棘下间隙封闭是诊断较为可信的证据之一。一般关节外封闭的有效表现为症状缓解 50% 以上。

髂前下棘棘下撞击看三维 CT 的目的是什么?

　　髂前下棘棘下撞击发病一般都有髂前下棘的肥大,一般以 Hetzroni 分型 Ⅱ 型为主,从普通的骨盆 X 线片上一般无法获取髂前下棘形态的信息,而通过 CT 三维重建不仅可以直接观察髂前下棘的形态,同时可以观察棘下间隙的变化。

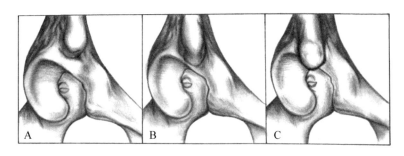

A. 正常棘下间隙；B. Ⅱ型髂前下棘；C. Ⅲ型髂前下棘

28 髂前下棘棘下撞击为什么会引起股直肌症状？

由于股直肌直头的止点为髂前下棘的上极面，一旦棘下间隙变小或者消失，那么在髋关节屈曲活动中，股直肌直头的末梢就可能被髂前下棘和股骨头颈结合部挤压，从而产生炎性刺激。

29 髂前下棘棘下撞击的手术目的是什么？

髂前下棘棘下撞击的手术目的主要在于恢复正常的棘下间隙。为达成此目的，对于髂前下棘的棘下减压是必须的。而股骨头颈结合部的成形可进一步扩大棘下间隙的容量。同时可以对髋臼唇损伤和软骨损伤做进一步的探查和修补。

30 什么是髂前下棘撞击?

　　髂前下棘撞击是指髂前下棘与股骨颈远端发生异常接触,这是一种少见的骨性撞击。一般此病患者在幼年期有髂前下棘骨骺撕脱骨折史,导致髂前下棘发育异常肥大,向远端凸起。在髋关节屈曲时,直接导致髂前下棘撞击。髂前下棘撞击可能会引起髋关节疼痛、不稳定感及其他症状,如坐姿困难、屈髋功能受限等。这种情况通常发生在活动时,比如做弯腰动作时。

　　诊断髂前下棘撞击通常需要进行详细的临床评估和影像学检查,如X线检查、MRI检查或CT检查。这些检查可以帮助医生确定髂前下棘与股骨头之间是否存在异常接触,并评估严重程度。

31 髂前下棘棘下撞击和髂前下棘撞击是一回事吗?

　　髂前下棘棘下撞击与髂前下棘撞击完全是两个概念。髂前下棘棘下撞击是指由于棘下间隙消失而导致髋关节前方组织在髋关节屈曲时引起的一系列征象。而髂前下棘撞击一般在早期都有髂前下棘撕脱性骨折或骨骺损伤病史,从而导致髂前下棘形态异常,可伴有或不伴有棘下间隙异常。髂前下棘撞击为骨性撞击。

32 什么是坐骨股骨撞击综合征?

坐骨股骨撞击综合征是指由于各种原因导致的坐骨和股骨之间的间隙变窄,从而导致坐骨外侧面与小粗隆后内侧面发生异常接触,同时诱发股方肌、髂腰肌、腘绳肌等软组织症状的关节外撞击,它是一种相对较罕见的髋关节撞击综合征。

在正常情况下,坐骨与股骨之间应该有足够的空间以确保髋关节的正常活动。然而,当坐骨突出或股骨颈发生异常改变时,坐骨与股骨之间的间隙变窄,导致坐骨股骨撞击综合征的发生。坐骨股骨撞击综合征的症状主要包括髋部疼痛和不适。这种疼痛通常位于臀部和大腿后侧,可能会放射到膝关节和小腿。疼痛可能在长时间静坐后或进行活动时加重,如行走、跑步或屈曲髋关节。疼痛可能会限制髋关节的活动范围,导致行走步态异常。治疗方法通常包括保守治疗,如疼痛管理、物理治疗、肌肉加强锻炼、改变姿势和活动习惯等。在少数情况下,可能需要考虑手术干预,如通过手术修复髋关节结构或缓解撞击的压力。

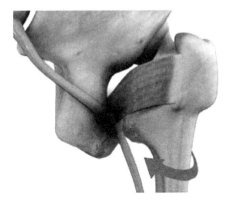

肿胀区域为坐骨神经位于坐骨和股骨小粗隆的撞击区域

33 坐骨股骨撞击综合征的症状是什么?

坐骨股骨撞击综合征泛指股骨小粗隆内侧和坐骨外侧发生异常接触的情况。可能出现以下症状:

(1)臀部和坐骨区疼痛:坐骨股骨撞击综合征常引起臀部和坐骨区域的疼痛,可能是隐痛或剧痛。疼痛部位通常位于臀部下方和后方,可能放射到大腿或膝关节。

(2)疼痛加重:疼痛可能在长时间坐下、行走、爬楼梯或做其他活动时加重。

(3)坐位不适:长时间保持坐位时,可能会感到坐骨区域的不适或疼痛加剧。

(4)肌肉紧张和疲劳:坐骨股骨撞击综合征可能会导致周围

肌肉（如臀大肌和股外侧肌群）的紧张和疲劳，这可能是由于姿势改变和疼痛引起。

（5）步态变化：一些患者可能会出现步态变化，如跛行，以减轻坐骨区域的疼痛。需要注意的是，坐骨股骨撞击综合征的症状可能因个体差异而有所不同。

34 坐骨股骨撞击综合征确诊需要做什么封闭？

坐骨股骨撞击综合征确诊一般需要对坐骨和股骨之间的间隙进行封闭注射。一般来说，坐骨和股骨之间的间隙封闭后症状缓解50％以上则可视为封闭有效，从而确诊坐骨股骨撞击综合征。

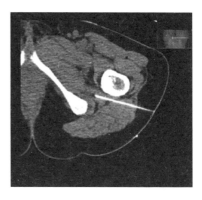

白色线为 CT 下注射针，其位置为股骨和坐骨之间的间隙

35 坐骨股骨撞击综合征为什么可能要截骨？

坐骨股骨撞击综合征很可能与髋关节联合前倾角偏大有关

系,而联合前倾角超过正常范围后,可导致后期因前方不稳继发骨关节炎,因而通过股骨或髋臼的截骨恢复前方稳定性的同时,可解决坐骨和股骨的撞击。

36 坐骨股骨撞击综合征为什么会导致腹股沟疼痛?

坐骨股骨撞击综合征可能导致腹股沟疼痛的原因有以下几点:

(1)髋关节动态不稳定:坐骨股骨撞击综合征可能引起髋关节不稳定,导致股骨头和髋臼之间产生摩擦和撞击。这种不稳定可能会引发腹股沟区域的炎症和疼痛。

(2)腹股沟肌群紧张:坐骨股骨撞击时,髋关节周围的肌肉群可能会收紧并紧张。腹股沟肌群包括股直肌等肌肉,尤其是髂腰肌,如果它们紧张或异常使用,可能会引起腹股沟区域的疼痛。

(3)炎症反应:坐骨股骨撞击综合征引起的髋关节内炎症反应可能会扩散到周围组织,包括腹股沟区域。炎症反应会引起肌肉和组织疼痛。总之,坐骨股骨撞击综合征可能导致髋关节动态不稳定、肌肉紧张和炎症反应等问题,这些问题可能会引起腹股沟区域的疼痛。

坐骨股骨撞击综合征为什么会导致坐骨神经痛?

坐骨股骨撞击综合征可能导致坐骨神经痛的原因如下:

(1)坐骨神经受压:坐骨股骨撞击综合征可能引起髋关节结构的异常,引起股骨头和髋臼之间的不正常摩擦或撞击,从而导致坐骨神经受到压迫。这种压迫可能会引起坐骨神经痛,即坐骨神经供应区域(臀部、大腿后侧、小腿和脚部)的疼痛、麻木或刺痛感。

(2)炎症反应:坐骨股骨撞击综合征引发的髋关节内炎症反应可能会扩散到周围组织,包括坐骨神经周围。炎症反应可导致神经组织的肿胀和刺激,引发坐骨神经痛。

(3)肌肉紧张:在坐骨股骨撞击综合征发病过程中,髋关节周围的肌肉群可能会紧张,包括与坐骨神经相关的肌肉。肌肉的过度紧张可能会对坐骨神经产生额外的压力,进而引起疼痛和不适。

总体来说,坐骨股骨撞击综合征诱发坐骨神经症状的概率较低。

38 坐骨股骨撞击综合征切除小粗隆可以吗?

坐骨股骨撞击综合征切除小粗隆的手术可能会被用于治疗

特定情况下的髋部疼痛。小粗隆是位于股骨上的一块骨结构,它在股骨附近的股骨颈上方向内侧突出。在某些情况下,小粗隆的突出可能会导致坐骨股骨撞击综合征,即坐骨与小粗隆之间发生不正常摩擦与碰撞,引起疼痛和不适。切除小粗隆手术的目的是通过切除或部分切除小粗隆来减轻或消除坐骨股骨撞击综合征所带来的症状和不适。这种手术可以帮助恢复髋关节的正常活动和功能。

值得注意的是,切除小粗隆手术通常仅在发生明确的小粗隆相关症状和通过保守治疗未能缓解症状的患者中予以考虑。手术前医生会进行详细评估,确定手术的适用性和风险,以及其他可能的治疗选择。手术后需要恢复期,包括进行康复和物理治疗,以帮助恢复髋关节功能。

由于小粗隆是髂腰肌的止点,因而对于年轻患者来说,髂腰肌的肌力减弱可导致屈髋力量减弱及髋关节前方软组织稳定性的减弱,因而不推荐切除。而对于年龄较大且活动量较小的患者,可酌情考虑切除。

39 什么是髋臼唇?

髋臼唇是髋臼边缘的纤维软骨组织,凭借髋臼边缘的潮线和钙化层与骨性髋臼紧密结合。髋臼唇主要增加髋关节的稳定性、分担压力、提供润滑，并加强髋臼和股骨头之间的匹配，承担着缓冲压力、密闭髋关节及维持相关液压等作用。由于髋臼唇表面有神经纤维分布，因而髋臼唇损伤可能导致髋关节疼痛。

髋臼唇损伤可以由创伤、慢性过度使用、髋关节发育异常或退变等多种因素引起。损伤可能包括撕裂、磨损或脱位。髋臼唇损伤的常见症状包括髋部或腰骶区疼痛，尤其是在活动或体力劳动后加重。症状可能会放射到大腿前部或膝关节。有时，还可能出现髋关节的不稳定感、卡住感、活动范围受限或蹲下时的杂音感。髋臼唇损伤的确诊通常需要进行临床评估和影像学检查，如MRI检查或关节镜检查。

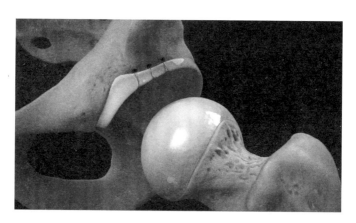

髋臼唇修复

40 关节外撞击会导致髋臼唇损伤吗?

关节外撞击可以引起髋臼唇损伤。关节外撞击很可能与髋关节自身结构的异常相关,髋关节结构异常增加了髋臼边缘与股骨头颈结合部的异常接触概率,如引发髂前下棘棘下撞击,髂前下棘的下极面和股骨头颈结合部可以直接对髋臼唇造成机械性损伤。此外,关节外撞击还可能同时合并髋关节不稳定的情况,如坐骨股骨撞击同时合并前方髋关节不稳定,可以同时对前方和后方的髋臼唇造成直接损伤。

41 髋臼唇损伤如何处理?

处理髋臼唇损伤的方法取决于损伤的程度和症状的严重程度。以下是一些常用的处理方法:

(1)保守治疗:对于轻度的髋臼唇损伤,保守治疗通常是首选的。一般治疗时间为12周。包括以下措施:① 休息和限制活动,减少对髋关节的冲击和压力,帮助伤口愈合。② 疼痛管理。一是采用药物治疗,如使用非处方非甾体抗炎药或处方镇痛药,以减轻疼痛和炎症;二是采用物理治疗,包括热敷、冷敷、按摩、牵引和渐进性肌肉加强锻炼,以增强髋部肌肉的稳定性和支持。

（2）肌肉加强锻炼：通过定期进行有针对性的肌肉加强锻炼,特别是髋部和核心肌肉的锻炼,可以改善髋关节的稳定性,并帮助减轻髋臼唇损伤的症状。

（3）关节注射：在一些情况下,医生可能会建议进行髋关节的局部注射治疗。其中包括向关节注射糖皮质激素作为抗炎药物,并可能结合一种润滑剂,以减轻炎症和疼痛。

（4）手术治疗：对于严重的髋臼唇损伤或保守治疗无效的情况,可能需要考虑手术干预。手术治疗包括髋关节镜检查和髋臼唇修复、重建手术。手术的目标是修复损伤的髋臼唇,恢复关节的稳定性和功能。

 髋臼唇损伤会引起髋部疼痛吗?

髋臼唇的确有神经末梢分布,因而在髋臼唇受到损伤的同时,随着机械性刺激的加强,髋臼唇神经末梢会因反复刺激而产生疼痛,体表位置基本与髋臼唇损伤位置同步。

髋臼唇损伤引起的髋部疼痛可能有以下特点：

（1）深部疼痛：髋部疼痛通常位于髋关节的深部,表现为隐隐作痛或有压迫感。

（2）疼痛加重：疼痛在活动或体力劳动时可能会加重,如走路、跑步或承受重物。

（3）来回转动时疼痛：在髋关节屈曲或内、外旋时，疼痛可能会加重。

（4）其他可能的症状：如髋关节不稳定感。髋臼唇损伤可能会导致髋关节感觉不稳定或松散。在行走或运动时，可能会出现髋关节的卡顿感。

43 髋臼唇修复后髋部疼痛能缓解吗？

髋臼唇修复后，经过正常的愈合过程稳定性得到加强，对于髋臼唇损伤所造成的髋部疼痛的确会有明显的缓解或者消除。但如果导致髋臼唇损伤的主要原因没有消除，那么术后再次发生髋臼唇损伤和髋部疼痛的概率还是较大的。

经过髋臼唇修复手术后，患者通常会经历以下改善：

（1）疼痛减轻：修复或重建髋臼唇可以减轻髋臼唇的炎症和损伤，从而缓解髋部疼痛。

（2）髋关节稳定性增加：手术可以修复或重建髋臼唇，从而恢复髋关节的稳定性。这有助于减轻骨头间的摩擦和不正常的髋关节运动，减少疼痛和其他不适感。

（3）功能恢复：通过修复髋臼唇，髋关节的功能可以得到恢复，包括正常的活动范围和运动能力。但需要注意的是，恢复的时间和效果因个体而异。手术后的髋部疼痛可能仍然存在,在手术后的一段时间内,可能需要进行康复治疗来加强和稳定髋部肌肉,并帮助恢复髋关节的功能。

 什么是髋臼唇钙化?

髋臼唇钙化(也称为髋臼唇骨化),是指在髋臼唇区域出现钙化现象。髋臼唇是髋关节中的软组织结构,它的作用是增强髋关节的稳定性。当髋臼唇受到损伤或产生炎症时,身体可能会对这一区域进行修复,从而形成钙化沉积物,导致髋臼唇缓冲功能明显下降。髋臼唇钙化是一种常见的髋关节疾病,常见于长期的髋关节撞击综合征及髋关节发育不良患者。该病可能与以下因素有关:① 慢性损伤。长期的髋部过度使用或反复的损伤可能导致髋臼唇钙化。② 炎症。髋关节周围的炎症反应也可能会引起髋臼唇钙化。③ 年龄。随着年龄的增长,软组织退变和血液供应减少也可能增加髋臼唇钙化的风险。

髋臼唇钙化常常是无症状的,但某些情况下可能会导致以下问题:① 髋部疼痛。髋臼唇钙化可能引起局部髋部疼痛或不适感。② 髋关节活动受限。钙化物可能会干扰髋关节的正常运动,导致活动范围受限。③ 髋关节不稳定感。髋臼唇钙化还可能导致髋关节感觉不稳定或不协调。

45 **髋臼唇损伤能保守治疗吗?**

一部分轻度的髋臼唇损伤可以采取保守治疗,即非手术治疗。保守治疗的目标是减轻疼痛、缓解炎症以及促进髋臼唇的修复。保守治疗方法包括:

(1)休息:避免过度使用受伤的髋关节,给予其充分的休息和恢复时间。

(2)冷热疗法:在急性阶段,可以使用冷敷来减轻炎症和疼痛。而在慢性阶段,可以使用热敷来促进血液循环和放松肌肉。

(3)物理治疗:物理治疗师可以指导患者进行针对髋关节的特定运动,以增加关节稳定性、改善功能及缓解疼痛。

(4)辅助器具:借助如拐杖或行动辅助器具,以减轻髋关节的压力,并帮助保持平衡和稳定。

(5)非处方药物:如使用非甾体抗炎药可以缓解疼痛和减轻炎症。

46 **髋臼唇囊肿是什么引起的?**

髋臼唇囊肿是由于髋臼唇长期受到力学刺激后发生损伤破

裂,导致关节液进入髋臼唇组织后再经历髋臼唇愈合过程所形成。一般髋臼唇囊肿常伴有髋关节撞击综合征或髋关节不稳定的症状。

髋臼唇囊肿通常由以下情况引起:

(1)先天性问题:髋臼唇囊肿有时可能是先天性发育的结果。在胚胎发育过程中,髋关节结构可能出现异常,导致髋臼唇形成时出现缺陷或变异。这种情况可能会增加髋臼唇囊肿的发生概率。

(2)损伤和创伤:髋臼唇损伤或创伤可能导致炎症反应,进而导致关节液在髋臼唇区域聚集而形成囊肿。这可能是由于髋关节受伤、摔倒、碰撞或其他外部暴力而诱发的。

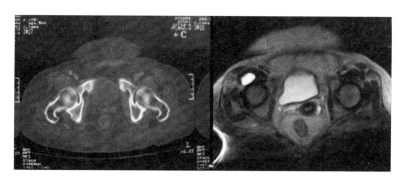

CT(左图)和MRI(右图)图像上的髋臼唇囊肿。MRI图像中白色为髋臼唇囊肿

(3)慢性炎症:某些病因或情况(如滑膜炎、类风湿性关节炎等)可能导致髋臼唇区域发生慢性炎症反应,这也可能最终导致髋臼唇囊肿的形成。

(4)其他病理因素:一些其他髋关节问题,如髋关节滑膜囊肿等,也可能与髋臼唇囊肿的形成有关。每个患者髋臼唇囊肿的确切形成原因可能各有不同。

 髋臼唇损伤通常发生在髋臼唇的哪个部位?

髋臼唇损伤可能发生在髋臼唇的前方或后方。通常与以下情况有关：① 外力撞击。如跌倒、碰撞、车祸等引起的外部暴力可能导致髋臼唇损伤。② 过度扭转或拉伸。运动中的异常扭转、弯曲或拉伸动作,尤其是对于运动员或运动爱好者,可能会导致髋臼唇受损。③ 关节不稳定。髋关节的异常或不稳定情况有可能增加髋臼唇损伤的风险。

总体来说,髋臼唇损伤最常见的位置为髋臼唇前方,主要以前外侧为主,这也是髋关节撞击或者不稳最容易引起应力集中的位置,其次为外侧,再次为后方。

 "4"字试验阳性是髋臼唇损伤吗?

"4"字试验,又称为骶髂关节分离试验。"4"字试验阳性的覆盖范围非常广,髋关节前方撞击、关节外撞击、髋臼唇损伤、髂腰肌损伤等,都可以造成"4"字试验阳性,因而"4"字试验阳性为非特异性损伤的体征,而非髋臼唇损伤的特有体征。

"4"字试验阳性通常与髋臼唇损伤有关,但不能单凭这一症状而做出确切的诊断。这个症状可能与髋臼唇损伤有关,因为髋臼唇损伤可能会导致前部的髋关节稳定性下降,引起疼痛。然而,其他类型的髋关节问题也可能导致相似的症状,如股骨头撞击症候群、滑膜炎等。因此,仅凭"4"字试验阳性是无法确定髋臼唇损伤的,还需要结合其他症状、体格检查和影像学检查来做出准确的评估。

49 髋关节囊有什么作用?

髋关节囊主要由三条韧带组成:髂股韧带、坐股韧带和耻股韧带。完整的髋关节囊是髋关节的一个重要结构,它的作用包括以下几个方面:

(1)提供稳定性:髋关节囊包裹着髋关节,形成了一个稳定的外围。它起到了限制髋关节过度运动的作用,防止髋关节脱位和不稳定。

(2)分泌关节液:髋关节囊内壁有内膜,内膜细胞会分泌关节液。关节液是一种滑液,有助于减少关节表面摩擦,提供润滑功能,使髋关节运动顺畅。

（3）营养供应：髋关节囊通过血管网络为髋关节提供血液，为关节组织提供氧气和营养物质，帮助维持髋关节的健康状态。

（4）神经传导：髋关节囊内含有丰富的神经末梢，这些神经末梢可以感知髋关节的位置、运动和压力等，向中枢神经系统传递相关信息，从而维持髋关节的感觉功能。

总之，髋关节囊在髋关节的稳定性、润滑、营养供应和神经传导等方面发挥着重要的作用。对于维持髋关节的正常功能和防止髋关节疾病的发生，保持关节囊的健康状态是非常重要的。

 什么是粘连性髋关节囊炎？

粘连性髋关节囊炎是一种髋关节囊的炎症疾病。其特点是髋关节囊的纤维组织过度增生和粘连，导致关节的活动范围受限。正常情况下，髋关节囊是包裹在髋关节周围的一层软组织，并充满了滑液，有助于减少骨之间的摩擦。然而，当髋关节囊发生炎症时，它可能会产生过多的纤维组织，这会导致关节囊收缩和粘连。这种过度增生的纤维组织可以限制髋关节的正常活动，导致关节僵硬、疼痛和功能障碍。粘连性髋关节囊炎的病因尚不完全清楚，但可能与以下因素有关：① 外伤或手术后的炎症反应。② 关节囊感染。③ 长时间缺乏活动或过度活动。④ 免疫系统异常。该病常见于年龄较大的人群,与骨关节炎、类风湿性关节炎、股骨头坏死等其他髋关节疾病有关。诊断粘连性髋关节囊炎通常需要通过临床症状、影像学检查(如 X 线检查、MRI 检查)和关节镜检查来评估。一般在髋关节术后常见,其原因很可能是髋关节内的瘢痕组织导致髋关节僵硬伴活动不便。

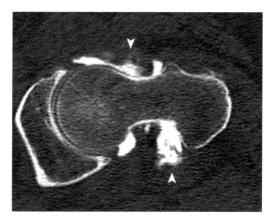

白色为造影剂,无法深入髋关节提示粘连性髋关节囊炎

51 粘连性髋关节囊炎的症状是什么?

粘连性髋关节囊炎的症状可能会因个人情况和病情严重程度而有所不同。可能出现以下症状:

(1)髋关节疼痛:疼痛是粘连性髋关节囊炎最常见的症状之一。疼痛可能出现在髋关节周围,可能是隐痛、钝痛、刺痛或难以忍受的疼痛。

（2）关节活动受限：由于髋关节囊的纤维组织增生和粘连，关节的正常活动范围受限。这可能导致关节僵硬,特别是在长时间静止后,如起床后。

（3）肌肉无力和萎缩：长期的关节活动受限可能会导致周围肌肉的无力和萎缩,进一步影响关节的稳定性和功能。

（4）步态异常：由于髋关节的活动限制,患者可能出现步态异常,如小步走、跛行或行走时出现疼痛。

（5）其他症状：某些患者可能还会出现髋关节周围的肿胀、局部皮肤温度升高、夜间疼痛加剧、关节发红等症状。

52 粘连性髋关节囊炎如何治疗？

粘连性髋关节囊炎的治疗方法通常会根据患者的病情和症状的严重程度而有所不同。包括：

（1）药物治疗：如使用非甾体抗炎药来减轻关节疼痛和炎症反应。如果疼痛和炎症较为严重,医生可能会考虑使用激素类药物进行关节内注射。

（2）康复治疗：包括运动治疗和物理治疗,旨在增强关节周围肌肉的力量和灵活性,改善关节的运动范围和稳定性。也可以通过应用适当的牵引力来分离并拉伸粘连组织,以改善关节的运动范围。这种治疗通常需要在专业医生的指导下进行。此外,特定的运动和体位定位也可以帮助恢复关节功能。合适的康复计划可能包括伸展运动、强化练习、平衡训练等。

（3）关节镜手术：在某些情况下,关节镜手术可能是必要的。通过关节镜手术,医生可以直接观察关节状况,并进行粘连组织的切除、清理和修复。

（4）生物疗法：某些情况下,使用生物疗法,如关节内注射透明质酸或富血小板血浆(PRP),可能有助于减轻疼痛和促进关节愈合。

对于粘连性髋关节囊炎,一般都建议手术松解,彻底松开关节内限制髋关节活动的瘢痕组织,同时对瘢痕组织和炎性增生组织进行清理,从而恢复髋关节的活动度,减轻临床症状。

53 什么是髋关节外撞击?

髋关节外撞击是一种关节疾病,指在髋关节囊以外股骨和骨盆之间发生的异常接触的情况。这种撞击通常发生在关节的周围,而不是在关节内部。造成髋关节外撞击的因素很多,其中一些可能是由于先天解剖异常结构等造成的。髋关节外撞击一般会引起髋关节周围疼痛、肿胀和炎症。活动时有摩擦或碰撞的感觉,可能会限制髋关节的正常活动范围。如果撞击引起了软组织

（如韧带、肌肉或肌腱）的损伤，还可能会出现局部红肿、挫伤和肌肉力量减退等症状。髋关节外撞击主要包括髂前下棘撞击和髂前下棘棘下撞击，大、小粗隆坐骨撞击，以及髂腰肌撞击。

54 什么是中央型髋股撞击？

中央型髋股撞击是指由于各种原因导致的髋臼卵圆窝边缘骨质增生，导致股骨头与其接触部位发生异常活动引起退变，并使得股骨头渐渐向前外侧半脱位的髋关节撞击类型。

中央型髋股撞击可能会导致髋关节疼痛、不稳定感及其他症状，如屈髋功能受限、股骨头软骨损伤等。这种情况通常发生在髋关节的屈曲或旋转运动时。诊断中央型髋股撞击通常需要进行详细的临床评估和影像学检查，如 X 线检查、MRI 检查或 CT 检查。这些检查可以帮助医生确定髋臼和股骨头之间是否匹配，并评估髋关节不匹配的严重程度。治疗中央型髋股撞击因为涉及髋关节不稳定的可能性极大，主要是通过手术治疗，包括髋关节镜手术、髋关

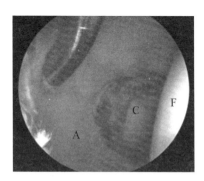

中央型髋股撞击
图中 C 位置为中央型骨赘，
A 为髋臼软骨，F 为股骨头

节置换术或其他手术选项，以减轻不匹配的后果并恢复髋关节功能。

　　髋后方撞击是指由于各种原因导致的股骨头颈结合部后缘与髋臼后缘发生异常接触而导致的撞击类型。

　　髋后方撞击可能会引起髋关节疼痛、坐骨神经痛、屈髋功能受限及其他症状。这种情况通常发生在髋关节的过伸或者外旋运动时。诊断髋后方撞击通常需要进行详细的临床评估和影像学检查，如 X 线检查、MRI 检查或 CT 检查。治疗髋后方撞击的

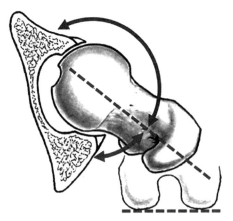

箭头所涉及区域为髋后方撞击区域

方法包括保守治疗和手术治疗。保守治疗包括物理治疗、使用抗炎药物、改变活动方式、休息。手术治疗可能在保守治疗无效的情况下予以考虑，包括髋关节镜手术、髋关节截骨术等手术选项，目的是减轻撞击并恢复髋关节功能。一般髋后方撞击多与髋关节前方不稳定并存。

56 什么是髋臼反倾？

　　髋臼反倾是指平卧位骨盆 X 线片上髋臼前壁的边缘局部或完全超过髋臼后壁的影像学表现，可导致髋关节前方撞击及后方不稳定。正常情况下，髋臼与股骨头的相对关系是稳定的，使得髋关节可以顺利运动。当发生髋臼反倾时，后方覆盖减少，而前方覆盖增加。这种改变可能会导致不良的髋关节力学和运动模式，增加髋关节前方撞击风险，引发髋部疼痛和可能的关节退化。髋臼反倾可以通过影像学检查来评估，如 X 线检查、CT 检查或 MRI 检查。这些影像学检查可以提供详细的髋臼和股骨头的图像，帮助医生确定髋臼的倾斜程度和与股骨头的相对位置。治疗髋臼反倾的方法可能因个人情况而异。在某些情况下，保守治疗，如物理疗法和运动疗法，可以帮助改善症状和增强髋关节的稳定性。但在某些严重的情况下，可能需要进行手术干预，如采用髋关节镜手术或髋关节截骨术，以纠正髋臼反倾和恢复髋关节功能。

57 什么是髋臼过深？

　　髋臼过深是指在平卧位骨盆 X 线片上髋臼的内侧缘已经超越髂坐线的影像学表现，通常与股骨头过度覆盖存在一定联系，但目前尚无明显证据提示髋臼过深一定代表髋臼覆盖过度。这种情况可能导致髋臼与股骨头的正常配合和运动受到限制，也可能会增加髋关节撞击风险，并引发髋关节疼痛、滑膜炎或早期关节退化。一般髋臼过深并不一定产生临床症状。在少数严重的情况下，可能需要进行手术干预，如髋关节镜手术或髋关节脱位重建术，以纠正髋臼过深并恢复髋关节的正常功能。评估髋臼过深通常需要通过影像学检查，如 X 线检查、CT 检查或 MRI 检查来进行。

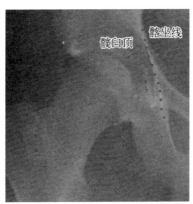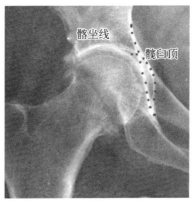

正常髋臼（左图）和髋臼过深（右图）

髋臼过深时，髋臼顶跨过髂坐线

58 什么是髋臼内陷？

髋臼内陷是指在平卧位骨盆X线片上股骨头已经超越髂坐线的影像学表现，这通常与股骨头过度覆盖存在一定联系。首先要注意患者是否有骨代谢异常。髋臼内陷提示髋臼对于股骨头的覆盖处于严重过度的情况，很可能继发髋臼唇钙化和较为严重的软骨损伤。髋臼内陷一旦出现临床髋关节活动明显受限，建议进行手术治疗。

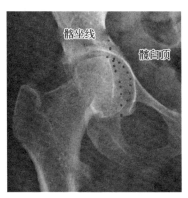

髋臼内陷
髋臼内陷时，股骨头跨过髂坐线

第二篇
股骨头坏死

59 什么是股骨头坏死？

股骨头坏死，也称为股骨头缺血性坏死，是指股骨头的骨组织由于血液供应不足而导致的细胞死亡和组织损坏的病理过程。正常情况下，股骨头须接收到足够的供血，以维持其正常的生物学功能。然而，当股骨头的血液供应受限时，由于缺少氧气和营养物质的供应，骨组织开始逐渐死亡，导致股骨头的结构和形状发生改变，最终可能引起关节功能障碍和疼痛。

股骨头坏死的症状包括髋关节疼痛、行走或负重时疼痛加重、关节活动度受限及在进展较严重时，可能会出现关节僵硬和功能障碍。股骨头坏死的确诊通常需要通过临床症状评估、影像学检查（如 X 线检查、CT 检查和 MRI 检查等）和骨组织活检来确定。

60 股骨头坏死的症状是什么？

　　股骨头坏死的症状可能因个体差异而有所不同，并且会随着病情的进展而变化。下面是股骨头坏死的常见症状：

　　(1) 髋关节疼痛：最常见的症状是髋关节疼痛，通常是深部的疼痛或隐痛。疼痛可能逐渐加重，尤其是在行走、跑步或负重时。疼痛可能会向臀部、下肢放射。

　　(2) 步态异常：股骨头坏死可能会导致步态异常，患者可能出现跛行、活动受限或步态僵硬。步态异常的原因可能是由于疼痛或关节活动受限，患者会试图减少对患侧髋关节的压力。

　　(3) 活动受限：若股骨头坏死进展会导致髋关节的活动范围受限。患者可能会感到髋关节僵硬，特别是在早晨起床或长时间静坐后。

　　(4) 肌肉萎缩和力量减退：由于疼痛和髋关节功能受限，髋关节周围的肌肉可能会发生萎缩和力量减退。

　　请注意，以上症状并非股骨头坏死的特异性症状，它们可能与其他髋关节问题或疾病有重叠之处。确诊股骨头坏死需要进行详细的医疗评估，包括病史询问、体格检查和影像学检查(如 X线检查、MRI 检查或 CT 检查)。

61 如何诊断股骨头坏死?

诊断股骨头坏死的过程通常包括以下几个步骤:

(1)病史和症状评估:医生将与患者详细讨论病史和症状,包括关节疼痛、行走困难、髋部不适等。医生可能会询问发病时长、疼痛的性质和程度,以及是否有相关的危险因素。

(2)体格检查:医生将对患者的髋关节进行体格检查,包括关节外观的观察、关节活动范围的评估和疼痛点的确定。

(3)影像学检查:影像学检查可以帮助医生确认股骨头坏死的诊断。以下是常用的影像学检查方法:① X线检查,可以显示股骨头的形态和结构,但在早期坏死阶段可能无法明确显示问题区域。② MRI检查,可以提供更详细的股骨头图像,以帮助确认坏死区域的位置和程度,并评估关节周围的软组织情况。③ CT检查,可以提供更精确的三维股骨头图像,帮助评估骨块塌陷和关节疾病的程度。

(4)骨组织活检:骨组织活检是通过取出股骨头的一小块组织进行显微镜下的观察,以确定坏死程度和骨组织病理学的特征。这是一个确认诊断的"金标准",但一般情况下不常使用。

62 什么情况下容易诱发股骨头坏死？

从流行病学数据来看，股骨头坏死的发病原因通常与供血不足或血液循环障碍有关。以下是一些常见的情况和因素，可能会增加股骨头坏死的风险：

（1）骨折或创伤：股骨头坏死可能是一种骨折或创伤后的并发症。骨折或创伤可能会损害股骨头的血液供应，导致缺血和坏死。

（2）酗酒：长期酗酒可以损害循环系统，影响股骨头的血液循环，增加股骨头坏死的风险。

（3）长期使用类固醇药物：长期使用类固醇药物（如皮质类固醇）可能引起骨骼代谢紊乱，导致供血不足和骨头坏死风险增加。

（4）疾病或疾病治疗：一些疾病，如类风湿性关节炎、系统性红斑狼疮、糖尿病等，以及某些治疗方法（如放疗、化疗）可能会导致血液供应障碍，增加股骨头坏死的风险。

（5）其他因素：股骨头坏死的发病风险还可能与年龄、遗传因素、高脂血症、血凝异常等因素有关。

请注意，这些因素只是增加股骨头坏死风险的可能因素，而不是直接导致股骨头坏死的原因。

63 股骨头坏死会导致瘫痪吗?

在一些严重的情况下,股骨头坏死可能会导致关节功能障碍,但这通常是在病情进展到晚期时才会发生,尤其是出现下列情况时:

(1)坏死区域的骨块塌陷:当股骨头坏死严重时,坏死区域的骨块可能会崩塌或塌陷,导致关节表面不规则,造成关节活动受限。

(2)关节损伤和退化:股骨头坏死可能会导致关节软骨逐渐退化,骨与骨之间的摩擦增加。长期摩擦和炎症反应可能导致关节疼痛和功能丧失。

(3)严重骨关节炎:股骨头坏死可能会导致骨关节炎的发展,进一步损坏关节结构和功能。严重的骨关节炎可能导致疼痛、肌肉萎缩和关节僵硬,最终可能影响步态和行走能力。

总体而言,在股骨头坏死后期,股骨头关节面因骨组织坏死而发生塌陷,导致关节面不平整而诱发骨关节炎,从而导致髋关节功能障碍,但不会导致瘫痪。

64 为什么股骨头坏死了但髋关节功能还正常？

股骨头坏死并不一定会立即造成髋关节功能的损害或异常。在一些早期和轻度的股骨头坏死病例中，髋关节功能可能仍然保持正常。这可能是由于坏死区域较小，供血不足对骨组织的破坏相对较轻，或者其他因素（如髋关节周围肌肉强度和稳定性）的保护作用。此外，每个人的病情和病程不同，因此对于股骨头坏死，病情进展的速度和功能恢复也会存在个体差异。尽管髋关节功能可能在早期仍然正常，但股骨头坏死是一个进行性的病理过程。如果股骨头坏死未得到及时治疗或控制，可能会导致病情进一步恶化，最终影响到关节功能。

65 酗酒会导致股骨头坏死吗？

酗酒可能会增加股骨头坏死的风险，尽管并不是所有酗酒者都会发生这种情况。以下是酗酒与股骨头坏死之间可能存在的关联：

（1）循环系统问题：长期过量的饮酒可以对循环系统产生不良影响，包括血管病变、心脏病和血液循环障碍等。这些问题可能导致股骨头供血不足,从而增加股骨头坏死的风险。

（2）骨代谢紊乱：酗酒可能干扰骨骼的正常代谢过程,导致骨质疏松和骨骼疾病的发展。这些骨骼问题可能会增加股骨头坏死的风险。

虽然酗酒是股骨头坏死的潜在危险因素之一,但它并不是唯一的风险因素。其他因素,如遗传因素、疾病、长期使用某些药物等也可能与股骨头坏死有关。

66 外伤后股骨头脱位复位后为什么股骨头还是坏死了?

髋关节的稳定由周围软组织和髋关节骨性结构一起维持。一旦股骨头因暴力发生脱位,髋关节周围的软组织必然会受到严重的损伤。而股骨头负重区的血供主要源自旋股内侧动脉的分支骺外侧动脉,一旦脱位发生,骺外侧动脉必然会受到损伤,一旦其损伤发生后股骨头负重区的血液供应将立即中断。早期可能由于外伤后骨髓水肿的缘故而无法明确股骨头坏死,后期待骨髓水肿消散后,往往会出现明显的股骨头缺血信号。

67 使用激素会导致股骨头坏死吗?

使用激素(如糖皮质激素)可能会增加股骨头坏死的风险,但并非所有使用激素的人都会发生这种情况。以下是激素与股骨头坏死之间可能存在的关联:

(1)增加骨质疏松的风险:长期或高剂量地使用糖皮质激素可能导致骨质疏松,使骨骼变得脆弱和易受损。骨质疏松可能增加股骨头坏死的风险。

(2)影响骨骼血液供应:糖皮质激素可能对血管的功能和结构产生不良影响,导致骨骼血液供应不足。血液供应不足会增加股骨头坏死的风险。

(3)遗传因素:一些研究表明,患有遗传性、易感性或相关基因突变的个体,在接受糖皮质激素治疗时,可能更容易发生股骨头坏死。

与激素使用相关的股骨头坏死风险取决于多种因素,包括用药剂量、用药时间、个体状况等。总体来说,长期全身性地使用激素很可能导致股骨头坏死,但局部的激素使用一般不会造成股骨头坏死。值得注意的是,近年来,由于化妆品含有激素成分导致股骨头坏死的发病率有明显上升趋势,这是要警惕的现象。

68 儿童会发生股骨头坏死吗?

　　股骨头坏死也可能发生在儿童身上,被称为儿童股骨头坏死。儿童股骨头坏死是指在儿童发育阶段(通常在 4～10 岁)出现因股骨头血液供应不足而导致股骨头坏死的情况。

　　儿童股骨头坏死的原因可能是多种多样的,包括:① 血液供应问题。儿童股骨头坏死可能与股骨头血液供应受损有关。这种损伤可能是由于动脉血流受阻、血管损伤或血栓形成等原因引起的。② 外伤性损伤。儿童股骨头坏死有时还可能与外伤性损伤(如髋关节骨折)有关。③ 其他因素。某些遗传因素、激素的使用(如肾上腺皮质激素)及其他潜在风险因素也可能与儿童股骨头坏死有关。

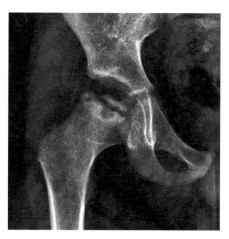

股骨头骨骺塌陷,为股骨头骨骺坏死

儿童股骨头坏死的症状可能包括髋关节疼痛、行走困难、步态异常、髋关节活动范围受限等。早期发现和治疗对于预防病情进展和减轻长期影响至关重要。儿童股骨头坏死可能具有一定自限性,后期重塑形态后可能症状并不明显。

69 儿童股骨头坏死如何治疗?

儿童股骨头坏死是指由于各种原因导致股骨头的血液供应被明显破坏,造成骨组织死亡的疾病。治疗方法通常根据患者的年龄、病情和病变程度而定,常见的治疗选择包括:

(1)保守治疗:对于早期病变和较小范围的坏死,可以尝试保守治疗。这包括限制运动和负重,使用支具(如拐杖、膝关节支架)以减轻股骨头的负荷,促进骨组织修复。

(2)物理治疗:物理治疗可以帮助改善肌肉力量和关节功能,促进骨组织修复。常见的物理治疗方法包括热敷、冷敷、电疗、按摩和康复运动。

(3)手术治疗:对于病情较重或保守治疗无效的患者,可能需要考虑手术治疗。手术治疗方法包括骨骼移植、骨骼重建、血管内治疗等,以恢复股骨头的正常形态和血液供应。或者等待患者发育停止后再进行髋关节矫形治疗或关节置换。

股骨颈骨折后股骨头坏死的概率有多大？

股骨颈骨折是一种比较常见的骨折类型。由于股骨颈骨折时，股骨头负重面的血液供应同时会发生损伤，因而股骨颈骨折后发生股骨头坏死是比较常见的。股骨颈骨折后引发股骨头坏死的概率与多种因素有关：

（1）年龄：股骨颈骨折和股骨头坏死的发病在中老年人和青壮年中较为常见，并且随着年龄的增加，坏死风险也会逐渐增加。

（2）骨折类型和严重程度：完全骨折、错位骨折及严重程度高的骨折更容易损害股骨头的血液供应，增加坏死的风险。

（3）治疗时效：及早进行股骨颈骨折的治疗，可减少坏死的风险。延迟治疗可能会导致持续缺血和组织损伤，增加坏死的可能性。

（4）其他疾病：存在其他影响血液循环的疾病，如骨质疏松、高血压、糖尿病等，可能会增加坏死的风险。股骨颈骨折后出现股骨头坏死的具体概率因个体差异而异，一般认为在 20%～30%。

71 什么是骨髓水肿?

骨髓水肿是指骨髓腔内液体积聚或水分含量增加的一种病理状态。通常,骨髓是一种黄色的脂肪组织,具有产生血细胞的功能。而发生骨髓水肿时,骨髓腔内的液体积聚,可能会对正常的骨髓功能产生一定的影响。骨髓水肿的病因多种多样,可能与以下因素相关:

(1)感染:某些感染性疾病、骨髓炎等可以导致骨髓水肿。

(2)骨骼疾病:如骨肿瘤、骨髓纤维化、转移性骨肿瘤等也会导致骨髓水肿。

(3)免疫性疾病:如系统性红斑狼疮、类风湿性关节炎等也是致病因素。

(4)其他因素:包括骨髓挤压、某些药物引起的不良反应、血管性疾病等。骨髓水肿的症状可能因个体差异而异,常见的症状包括疼痛、压痛、水肿等。确诊骨髓水肿通常需要通过临床症状、体格检查及相关的影像学检查(如 MRI 检查等)来评估和诊断。

骨髓水肿的治疗方法主要取决于病因和病情的严重程度。常见的治疗方法包括主要疾病治疗、针对症状的缓解措施(如疼痛管理)、局部物理治疗等。对于严重病例,可能需要外科手术干预。

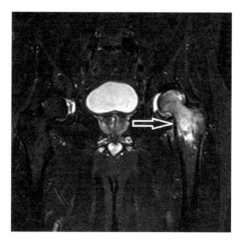

图中可见股骨近端在 MRI 图像上因水肿呈白色高信号

72 股骨头坏死为什么要检查血脂?

　　股骨头坏死,顾名思义,是指股骨头部分或全部的骨细胞死亡的疾病。它的发病机制尚未完全清楚,但已知有许多因素可能在其发病过程中起作用,其中之一就是血液供应的中断。这种中断可能是由血流阻塞引起的,而血脂过高(高脂血症)就是导致血流阻塞的一个常见原因。高脂血症患者的血液中往往含有过多的脂质(如胆固醇),这些脂质可以在血管壁上形成沉积物,称为斑块。这些斑块可以阻塞血管,阻止血液流向身体各部位,包括股骨头。长此以往,无法获得血液供应的骨组织便会逐渐死亡,形成股骨头坏死。因此,血脂检查是诊断和评估股骨头坏死病情的重要部分，它可以帮助医生了解疾病的潜在病因，也可以对治疗方案的制定和预后的评估起到积极的指导作用。如果检查结果确实显示血脂过高，医生会建议患者适当地改变生活方式或使用药物治疗来降低血脂水平，从而防止或延缓股骨头坏死的进展。

73 股骨头坏死早期如何治疗？

早期股骨头坏死治疗的主要目标是保护受损的股骨头，减轻疼痛并恢复关节功能。早期治疗方案包括：

（1）保守治疗：包括限制活动以减轻对受损骨头的压力，采用物理治疗、使用拐杖等；使用疼痛缓解药物，通常是非甾体抗炎药来帮助缓解疼痛和减少炎症；早期股骨头坏死如果是由高脂血症引发，医生可能会开具抗高血脂药物处方，以防止疾病的进一步发展。

（2）手术治疗：如疾病进展或保守治疗效果不佳，可能需要考虑手术。具体的手术类型取决于疾病的严重程度和患者的整体健康状况。这可能包括死骨清理（扩大坏死区周边的血管网络，增加股骨头的血流）、股骨头植骨术（在坏死区域内部植入片状骨）等。

口服药物能治疗股骨头坏死吗?

目前,股骨头坏死还没有被证明有明确有效的口服药物。股骨头坏死治疗原则是在于缓解症状,改善关节功能,防止病情进一步发展。但在一些情况下,口服药物可能可以帮助缓解一些症状:

(1)止痛药:可以服用一些止痛药,如非甾体抗炎药,以减轻疼痛和炎症。

(2)抗骨质疏松药:如阿立哌唑等,可以用来增强骨质,降低骨折风险。但这类药物并不能直接治疗股骨头坏死。

总的来说,口服药物可能有助于改善症状,但它们无法治愈股骨头本身的坏死问题。对于股骨头坏死的深层治疗,可能还是需要更具侵入性的手术治疗。

75 股骨头坏死终末期如何治疗?

股骨头坏死进展到终末期,通常会出现严重的关节疼痛和活动受限,并且可能导致髋关节部分完全紊乱。在这个阶段,最常见的治疗方法是进行手术,常常分为以下两种:

（1）髋关节置换术：髋关节置换术是治疗终末期股骨头坏死最常见的手术治疗方法。在这种手术中，骨科医生会切除受损的股骨头和髋臼（构成髋关节的骨盆部分），然后用人工髋关节材料替换。这种手术可以有效地解除疼痛并提高生活质量。

（2）髋关节表面置换术：与全髋关节置换术不同，髋关节表面置换术只是切除并替换髋关节的表面部分。对于一些年轻、活跃的患者，这种手术可能是更好的选择。因为它保存了更多的骨头，并且能让患者在未来有更多的手术选择，如英国网球选手穆雷，就采取了髋关节表面置换术。

每种手术方法都有其优缺点，治疗的具体选择会考虑患者的年龄、活动水平、总体健康状况，以及医生的专业建议。此外，髋关节置换术后通常需要一段时间的康复期，并可能需要物理治疗来帮助患者恢复力量和活动能力。

76 股骨头减压手术对股骨头坏死有效吗？

股骨头减压手术是一种用来治疗股骨头坏死的手术方法。这种手术通过减轻股骨头上的压力，促进血液循环，从而帮助恢复骨组织的健康。手术成功率和效果因个体情况而异，取决于病情的严重程度、手术方法、术后康复等因素。对于早期的股骨头坏死比较局限或是表现为早期骨髓水肿的病例，经过适当的手术减压和术后康复治疗,很多人可以获得显著的临床改善和疼痛缓解。然而,对于病情较为严重或已进展到终末期的患者,手术可能已经无法完全恢复骨骼功能,这时可能需要其他辅助治疗或行关节置换手术。在考虑股骨头减压手术之前,应由医生进行详细评估,从而判断股骨头减压手术是否值得实施。

77 冲击波治疗对股骨头坏死有效吗?

冲击波治疗是一种通过使用高能声波或振动来刺激身体的自我修复流程的物理治疗手段。在一些实践和研究中,冲击波治疗被尝试用于缓解骨坏死的症状,并促进患者的恢复。研究表明,冲击波治疗可能会增强股骨头血流量,刺激全新细胞的生成,这有助于缓解疼痛,并在一定程度上改善股骨头的功能。有文献报道,一些患者在接受这种治疗后有一些积极的效果,如坏死面积没有进一步扩大,关节面能得到有力支持而不至于塌陷。然而,冲击波治疗通常被作为一种保守治疗手段,一般在病情早期使用效果最佳。需要明确的是,关于冲击波治疗在治疗股骨头坏死方面的有效性和适用范围,目前的科学证据并不充分,尚需要进一步的大规模临床研究来验证。

78 股骨头坏死早期保守治疗时为什么不能负重？

股骨头坏死涉及股骨头的骨组织由于血液供应缺乏而开始死亡的情况。如果得到有效治疗，股骨头可以在一定程度上得到恢复，但如果继续受到压力，其恢复过程可能会被阻碍，甚至可能加速患者病情的恶化。在股骨头坏死早期，通常的保守治疗包括药物治疗、物理治疗和对重量负荷的控制。主要的治疗目标是缓解症状，改善关节功能，防止或延缓关节畸形的发展。医生通常会建议限制负重来减小股骨头上的压力，增加血液供应，缓解疼痛，改善关节功能并预防病情进展。这就是为什么在早期股骨头坏死的保守治疗中，人们通常被建议避免负重的原因。

79 采用髋关节封闭治疗会造成股骨头坏死吗？

髋关节封闭治疗是一种常见的髋关节疼痛和炎症治疗方法，通常涉及将类固醇药物或其他止痛药物直接注射至关节内。在多数情况下，这种治疗方法是安全的，并能帮助患者获得显著的疼痛缓解效果。然而，与任何其他治疗方法一样，它也潜在地带有一定的风险和副作用。在极个别情况下，髋关节封闭治疗可能

会导致股骨头坏死,这种情况很少见,通常是由以下因素导致的:

(1)感染:注射过程中可能引入细菌而导致感染。虽然感染的风险通常很低,但这种并发症有可能会导致股骨头坏死。

(2)药物副作用:类固醇药物或其他药物的使用可能会导致关节周围的组织和血管发生改变,从而影响股骨头的血供,进而导致坏死,但这种风险相对较低。一般在经验丰富的医生指导下进行髋关节封闭治疗,可以将这些风险降到最低。

股骨头坏死的保髋治疗方法有哪些?

主要治疗方法有:

(1)药物治疗:股骨头坏死的早期可以使用血液稀释药、抗凝血药、血管扩张药和调血脂药,帮助改善微循环,防止血栓形成。

(2)物理治疗:如让患者进行适度的关节活动。可以在医生监测下进行一些非负重的体育运动,如游泳。这些运动可以帮助改善关节活动度,增强肌肉力量,同时还能改善髋关节周围的血液循环。

(3)内固定手术:在病情早期或病变尚较小的情况下,可通过内固定手术来减轻股骨头上的压力。

(4)局部射频治疗:使用高频点状电磁场对股骨头进行加

热，从而增加股骨头的血液供应，这也是一种有效保护股骨头的方法。

（5）股骨头减压手术：对于早期的股骨头坏死，医生可能会采取股骨头减压手术来减轻骨头内部的压力，以便增加血液供应。

（6）股骨头病灶清除打压植骨术：对于股骨头坏死病灶较为局限的患者，可考虑进行病灶清除和局部自体松质骨打压植骨术。

股骨头坏死的治疗应根据病情的严重程度、患者的年龄和身体状况等因素进行。

 ## 81 干细胞治疗能治疗股骨头坏死吗？

干细胞治疗在近年来已被广泛研究，并已在很多医学领域中找到了应用，包括骨关节疾病的治疗。理论上，由于干细胞具有自我复制和分化成多种类型细胞的能力，它们是可以被用来修复损伤的骨组织的。关于股骨头坏死，研究主要聚焦在其早期。有一些研究表明，将干细胞（特别是自体干细胞，即来自患者自身的干细胞）注射到患者的骨骼中，能够激活新的骨组织生长，改善血液供应，从而帮助逆转或阻止股骨头坏死的进展。然而，请注意，干细胞治疗仍然是一个相当新的领域，虽然其在许多初步研究和临床试验中显示出良好的前景，但目前的证据尚不足以支持它成为股骨头坏死的标准治疗方法。此外，干细胞治疗在安全性、效果、成本和监管等方面仍存在一些争议和问题。因此,干细胞治疗并不是目前股骨头坏死治疗的一线治疗方案。

82 补钙能治疗股骨头坏死吗?

补钙对于骨骼健康来说确实很重要,它有助于保持骨骼的强度和硬度。但是,股骨头坏死主要是由于骨髓内部的血液供应中断,导致骨组织缺乏必要的营养,进而逐渐死亡和坏死。这是一个涉及血液供应问题的疾病,与钙的缺乏关系不大。补充钙质对于预防或改善骨质疏松等骨骼退行性疾病确实有益,但对于股骨头坏死来说,仅仅依靠补钙并不能解决问题。它无法恢复由于血液供应中断而已经坏死的骨组织,也不能改善血液供应问题。因此目前治疗股骨头坏死主要还是依赖手术或药物治疗,针对确切的病因和病理状况进行治疗。总之,补钙对于骨骼健康是重要的,但并非对治疗股骨头坏死起决定性作用。

83 高压氧治疗能治疗股骨头坏死吗?

高压氧治疗是通过让患者在高压氧舱中吸入高浓度、高压的氧气,帮助提高血液中的氧含量,进而达到改善体内组织的氧供应,加速伤口愈合,减轻炎症和肿胀等效果的一种治疗方法。关于股骨头坏死的治疗,高压氧治疗已在一些研究中显示出一些效果。这是因为股骨头坏死的主要原因是骨组织血液供应不足,导致骨组织得不到足够的氧和营养,进而死亡和坏死。高压氧治疗能够提高血液中的氧含量,理论上是可以改善骨组织的氧供应的,对阻止或减缓疾病的进程可能有所帮助。然而,高压氧治疗常被视为辅助疗法,它并不能替代其他主要的治疗方法,如药物治疗和手术治疗。目前高压氧治疗在治疗股骨头坏死的效果方面,相关临床研究的证据还相对有限,并且对于一些病例可能还无法取得预期效果。

84 股骨头坏死吃氨基葡萄糖能改善症状吗?

氨基葡萄糖是一种天然存在于人体关节软骨中的物质,被广泛用于治疗骨关节炎。在一些研究中,服用氨基葡萄糖确实可以提高关节软骨的生产和修复,减轻关节炎症和疼痛。然而,对于股骨头坏死患者来说,氨基葡萄糖的使用效果尚不明确。这是因为股骨头坏死是由于骨组织的异常血液供应而导致的骨组织死亡,这与骨关节炎等疾病有所不同。氨基葡萄糖可能对关节软骨有一定的保护作用,但对于治疗股骨头坏死的效果是有限的。如果被诊断为股骨头坏死，请务必遵循医生的治疗意见和建议。在使用氨基葡萄糖之前，请先咨询医生，确认其是否适合自己的病情。总之，服用氨基葡萄糖不能单独作为股骨头坏死的治疗方法，而只能是辅助性的治疗手段。

第三篇
髋关节不稳定

85 什么是髋关节不稳定?

髋关节不稳定指髋关节存在超出生理范围的异常活动,从而导致髋关节软骨、髋臼唇等稳定组织受损,远期可能发展为骨关节炎的病变。髋关节不稳定不像完全脱位那般严重。它涉及髋关节的髋臼、股骨头及周围的韧带、肌肉和其他软组织。髋关节不稳定可能是由多个因素导致的,包括:① 先天性因素,如发育异常或骨盆形态差异;② 外伤性损伤,如运动损伤或骨折;③ 韧带和肌肉的过度柔韧性或代谢异常。髋关节不稳定并不一定会引起疼痛或不适。

86 髋关节圆韧带是什么?

髋关节圆韧带是连接髋臼和股骨头的一个重要结构。它是一个弹性韧带,位于髋关节的内部。髋关节圆韧带起于髋臼的卵圆窝,止于股骨头小凹中。它的主要作用是提供稳定性和支撑力,以帮助髋关节维持正常的活动范围。除了提供稳定性外,髋关节圆韧带还具有一定的血液供应和神经供应。这意味着它对于髋关节的营养和感觉功能也起着一定的支持作用。虽然髋关节圆韧带的主要功能是提供髋关节稳定性,但它相对较小,因此在一些髋关节疾病和损伤中往往容易被忽视。近年来的一些证据表明,髋关节圆韧带作为维持髋关节稳定的重要结构,在限制髋关节极度活动中起着重要作用。髋关节圆韧带损伤或撕裂可能会引起髋关节疼痛、不稳定感和功能障碍。

诊断髋关节圆韧带损伤通常需要进行临床评估和影像学检查,如 MRI 检查。治疗方法根据损伤的严重程度而定,包括保守治疗和手术治疗。保守治疗包括休息、物理治疗、使用药物缓解疼痛和炎症,以及使用辅助器具来支持和稳定髋关节。手术治疗则常常用于严重的髋关节圆韧带损伤,可能包括修复、重建或部分切除。

87 髋关节圆韧带损伤与髋关节不稳定相关吗?

髋关节圆韧带是髋关节的关键部分之一,它起源于髋骨的底部,穿过髋关节,附着在股骨头上。这个韧带的主要作用是限制股骨头的运动,使股骨能在关节内保持正确的位置。因此,当圆韧带受到损伤时,可能会影响到髋关节的稳定性。具体表现形式可能包括髋关节疼痛、活动受限,甚至可能出现髋关节不稳定或不稳定,尤其在进行某些活动时可能会明显感到这种不稳定性。值得注意的是,髋关节不稳定的生物力学因素非常复杂,圆韧带的损伤并不是唯一导致髋关节不稳定的因素。其他韧带、肌肉、软组织结构,甚至是骨骼结构,也都对髋关节的稳定性起到了重要作用。排除外伤和年龄因素导致的圆韧带损伤,目前的循证医学证据证明,在髋关节骨性结构存在隐患的患者中,圆韧带损伤与髋关节不稳定存在着直接相关性。

 髋关节不稳定会导致髋臼唇损伤吗?

是的,髋关节不稳定有可能会导致髋臼唇损伤。髋臼唇作为髋关节维持关节稳定性的重要软组织结构之一,它是一层软组织,环绕在髋关节的髋臼边缘,有助于深化髋臼对于股骨头的覆盖,以增加其稳定性,减少股骨头脱位的可能性。如果髋关节存在不稳定的现象,股骨头和髋臼就可能会产生异常的摩擦和冲击,导致髋臼唇受损。因此,髋关节不稳定是可以导致髋臼唇损伤的。

89 骨性结构稳定就不会发生髋关节不稳定吗？

骨性结构的稳定性对关节的稳定起重要作用，但并不能保证不会发生髋关节不稳定。这是因为髋关节的稳定性不仅与骨性结构有关，还与肌肉、韧带及软组织的健康状况和固定方式等因素都有关。如果肌肉力量不足、韧带松弛或损伤，或者软组织如关节囊等有问题，这些都可能导致髋关节不稳定，即使骨性结构是稳定的。因此，髋关节不稳定是一个多因素影响的结果，需要全面检查评估后才能做出准确的判断。诸如患者自身存在结缔组织代谢性疾病的前提下，即使骨性结构稳定，髋关节仍可以存在不稳定的现象。

90 关节囊损伤或不愈合会导致髋关节不稳定吗？

会的，关节囊的损伤或者不愈合确实可能导致髋关节不稳定。关节囊是环绕关节的结构，它由纤维组织构成，旨在保护和稳定关节，同时为关节的正常活动提供液态密封环境。当关节囊受损，如炎症、撕裂或者不愈合时，关节的稳定性就可能会受到损害。这可能导致关节活动范围过大，或者关节位置异常，于是便会产生所谓的关节不稳定。关节囊对于维持髋关节的稳定性至关重要,因而如果关节囊发生损伤或者不愈合,骨性结构存在缺陷的髋关节就很可能发生髋关节不稳定。

91 髋关节不稳定就是髋关节发育不良吗?

髋关节不稳定并不一定就是髋关节发育不良的表现。实际上,髋关节不稳定是可以由多种原因引起的,这些原因包括损伤、炎症、肌肉力量不平衡、韧带松弛,以及解剖学或是遗传因素。髋关节发育不良是指髋关节在发育过程中出现的异常,髋臼和股骨头未能正确匹配和对应,致使关节不稳定。髋关节发育不良确实可能导致关节不稳定,但这并不是唯一原因。如前所述,髋关节不稳定有很多其他可能的病因。髋关节不稳定的范围比髋关节发育不良更加广泛,髋关节发育不良可能导致髋关节外侧不稳定,而髋关节不稳定还包括前方、后方不稳定。

92 什么是髋关节前方不稳定?

髋关节前方不稳定是指各种因素所导致的髋关节前方稳定

性丧失,使得股骨头相对于髋臼产生超生理范围的异动而导致的临床症候群。通常这种情况表示,当股骨头在髋臼中移动时,主要是在前方的移动出现过度的情况。这可能是由各种原因造成的,包括损伤、退行性改变、关节炎、运动过度或手术后的并发症等。髋关节前方不稳定可能会导致关节疼痛、行走困难或构成疾病的风险。

93 什么是髋关节后方不稳定?

髋关节后方不稳定是指各种因素所导致的髋关节后方稳定性丧失,使得股骨头相对于髋臼产生超生理范围的异动而导致的临床症候群。由于髋关节后方骨性覆盖较多,因而后方不稳定是较为少见的。

94 什么是股骨前倾角?

股骨前倾角是判断髋关节健康状况的一项重要参数,通常用在骨科学和人体运动学中。股骨前倾角指的是股骨颈中轴线与股骨髁间连线之间所形成的角度。一般情况下,这个角度在正常

人体中平均为 $10°\sim15°$。这个角度过大或过小,都可能对髋关节及下肢的机械动力学产生影响,导致关节稳定性的改变、疼痛等问题。通常,临床上可通过 CT 和 MRI 检查来确定股骨前倾角,以便评估一个人的髋关节功能和疾病状况。

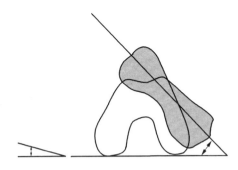

股骨前倾角为股骨髁间连线和股骨颈中轴线的夹角

95 什么是髋臼前倾角?

髋臼前倾角是指髋臼前倾方向与骨盆矢状面的夹角,它描述了髋臼相对于骨盆的前倾程度。该角度是关节形态学评估中的重要指标,对于评估髋关节的生理功能和解剖畸形非常重要。可以通过在髋关节 CT 横断面上测量髋臼前后壁连线与骨盆矢状面的夹角来获取。

髋臼前倾角通常通过影像学检查(如 MRI 检查或 CT 检查)来评估。正常情况下,髋臼前倾角应该在特定范围内(一点钟水平 5°,两点钟水平 10°,三点钟水平 15°),而过大或过小的髋臼前倾角都可能提示髋关节问题。髋臼前倾角异常可能与髋关节疼痛、关节活动范围受限、髋关节卡顿感等症状相关。对于一些髋臼前倾角严重异常的患者,可能需要进行手术干预以重建正常的髋臼结构和功能。

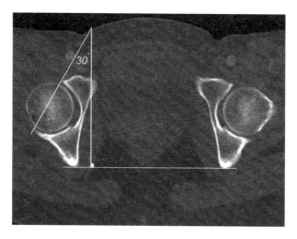

髋臼前倾角为髋臼前后壁连线与骨盒矢状面的夹角

96 什么是联合前倾角?

联合前倾角是指股骨前倾角与髋臼前倾角之和。该角度一般使用在关节置换的稳定性评估上。在保髋界联合前倾角一般与 Mckibinn 指数通用,正常范围为 20°~50°。即小于 20° 为高度怀疑髋关节后方不稳定,大于 50° 为高度怀疑髋关节前方不稳定。

97 髋关节不稳定如何诊断?

　　髋关节不稳定通常是指髋关节在正常活动时,出现轻微的不稳定感或者髋关节过度移动,但并没有完全脱位的情况。它可能是由于韧带松弛、肌肉失衡、髋关节形态异常等因素导致。一般髋关节不稳定的诊断必须结合临床影像学资料和临床症状来确认,如股骨颈干角、FEAR 指数、外侧中心边缘角、髋臼指数及联合前倾角。同时必须严格鉴别髋关节不稳定与髋关节撞击综合征之间的区别。诊断髋关节不稳定通常需要进行综合的评估和检查,包括:

　　(1) 临床症状评估:医生会询问患者关于髋关节疼痛、不适及活动时是否感到髋关节不稳定的情况。

　　(2) 肌力和肌肉平衡检查:医生可能检查患者的髋部、臀部和大腿肌肉的力量和平衡情况。

　　(3) X 线检查:通过 X 线检查可以评估髋关节的解剖结构和是否存在髋关节形态异常。

　　(4) MRI 或 CT 检查:可以进一步评估软组织结构(如韧带、软骨)是否存在异常,以及髋关节是否存在不稳定的表现。

　　(5) 髋关节功能测试:医生可以通过特定的髋关节功能测试来评估髋关节的稳定性。

　　根据个体情况,医生可能会采用上述一项或多项方法来诊断髋关节不稳定。

髋关节不稳定的后果是什么？

髋关节不稳定可能会导致一系列不适和严重后果，包括：

（1）疼痛和不适：髋关节不稳定可能会导致髋部疼痛、不适感及不稳定感，影响日常活动和运动能力。

（2）损伤风险增加：髋关节不稳定会增加髋关节及周围结构的损伤风险，尤其是在运动或活动时。因为此时髋关节无法提供足够的稳定支撑。

（3）退行性关节病变：长期的髋关节不稳定还可能增加患者患上髋关节退行性关节病变（骨关节炎）的风险，导致疼痛和功能受损。

（4）步态异常：髋关节不稳定还可能影响步态，导致行走姿势异常，增加跌倒和受伤的风险。

（5）生活质量下降：髋关节不稳定可能对日常生活活动、工作和运动产生负面影响，降低患者的生活质量。因此，及早识别和治疗髋关节不稳定至关重要。

99 髋关节镜手术后为什么会出现髋关节不稳定？

髋关节镜手术是一种用于治疗髋关节问题的微创手术，它通常用于修复髋关节内部的损伤或异常情况,如软骨损伤、韧带损伤等。虽然髋关节镜手术通常被认为是安全有效的,但在一些情况下,术后仍可能出现髋关节不稳定的情况。髋关节镜手术后出现不稳定的可能原因包括:

(1)手术并发症:在手术过程中可能会发生髋关节骨性结构损伤,这可能会导致髋关节不稳定。

(2)术后恢复不当:髋关节镜术后,如果患者的康复过程不当,肌肉力量不足或者肌肉控制功能未能得到充分恢复,都可能会导致髋关节不稳定。

(3)术后关节囊松弛或者不愈合:髋关节镜手术后,部分患者可能出现髋关节囊松弛,这会使得髋关节的稳定性降低。

(4)术后骨性结构问题:如果患者本身为髋关节发育不良或者临界型髋关节发育不良,都是有可能导致髋关节不稳定的。

100 髋关节不稳定能保守治疗吗?

对于一些轻度的髋关节不稳定情况,保守治疗是可行的。保守治疗的目标是减轻症状、加强髋部周围肌肉的稳定性,以及改善髋关节的功能。常见的保守治疗方法包括:

(1)物理治疗:接受专业的物理治疗可以帮助加强髋部周围肌肉,改善肌肉力量和稳定性,并通过相关功能锻炼,有助于提高髋关节的稳定性。

（2）使用辅助器具：如髋关节支具或贴身绷带，能够给予髋部额外的支撑，有助于减轻不稳定的感觉。

（3）药物治疗：有时医生会建议使用消炎药或止痛药来缓解髋部的疼痛和不适。

（4）改变活动和运动方式：改变活动和运动方式，减少高冲击性的运动，有助于减轻对髋关节的负荷，减轻不稳定的感觉。

然而，对于一些严重的髋关节不稳定情况，保守治疗可能不足以解决问题。在这种情况下，可能需要考虑手术干预，比如重建髋关节周围的韧带或通过其他手术修复措施来增强髋关节的稳定性。

通过增强肌肉锻炼可以在短期内缓解髋关节不稳定所导致的临床症状。但从长期来看，一旦髋关节发生不稳定，保守治疗的效果往往是不理想的。

 髋臼唇修复能治疗髋关节不稳定吗？

由于髋关节的稳定性不仅仅只依靠髋臼唇，因而单纯地修复髋臼唇并不能恢复整个髋关节的稳定性。当然，髋臼唇修复手术可以在一定程度上改善髋关节不稳定的症状。髋臼唇有助于增强髋关节的稳定性，当髋臼唇受损或撕裂时，可能会影响髋关节的稳定性,导致不稳定感和其他症状。髋臼唇修复手术旨在修复或重建受损的髋臼唇,将其恢复至正常结构和功能,从而减轻髋关节不稳定的症状。当髋关节的不稳定感主要是由于髋臼唇损伤引起时,则髋臼唇修复手术确实会有助于改善髋关节的稳定性。然而,对于造成髋关节不稳定的其他因素,如骨性结构异常、韧带损伤、肌肉无力等,单纯依靠髋臼唇修复手术可能并不足以解决问题,因此术前的完整评估对于确定治疗方案是非常重要的。

102 髋关节不稳定会导致髋关节撞击吗?

是的,髋关节不稳定可能会导致髋关节撞击。当髋关节不稳定时,髋臼和股骨头的正常对齐和活动范围都可能受到影响,导致它们在移动过程中会出现相互摩擦或撞击,从而产生撞击感或疼痛。这种撞击可能是由于髋关节的异常运动或对齐不良引起的。在正常情况下,髋关节应该具有平稳的运动性能和良好的对齐,以确保股骨头和髋臼之间的顺畅运动。然而,当髋关节不稳定时,股骨头和髋臼之间的运动可能会变得不稳定或不正常,进而导致撞击感或疼痛的产生。这种撞击感通常出现在行走、跑步或其他活动时,由于髋关节的运动引起股骨头和髋臼之间的摩擦或碰撞。时间久了,这种摩擦可能会导致髋关节内部组织的损伤,从而增加其他髋关节问题的风险。

　　髋关节不稳定可导致股骨头相对于髋臼产生异常活动,因而髋关节不稳定通常伴有髋关节撞击的现象。

 髋关节不稳定会导致股骨头坏死吗?

　　髋关节不稳定最终会导致髋关节发生软骨损伤、磨损,继而发生骨关节炎。但髋关节不稳定一般不会对股骨头负重面的血液供应产生影响,伴随的病变也不会对血管造成进一步伤害,故髋关节不稳定不会直接导致股骨头坏死。

104 **髋臼前方囊性变是髋关节撞击还是髋关节不稳定引起的?**

　　髋臼前方囊性变一般是由于长期应力集中导致软骨受损后,关节液进入髋臼并反复此损伤过程所导致,髋臼前方囊性变通常是由于髋关节撞击和髋关节不稳定同时导致的。在运动过程中,髋关节可能会受到撞击和碰撞,导致髋臼前方区域发生损伤,进而形成囊性变。这种损伤的发生可能与髋关节的稳定性不足有关,因为稳定性不足会增加髋部结构受到损伤的风险。实际上,髋臼前方囊性变往往是多种因素共同作用的结果。髋关节撞击可能会导致明显的急性损伤,而长期的髋关节不稳定有可能导致关节面和周围结构的慢性受损。因此,髋臼前方囊性变通常是髋关节撞击和髋关节不稳定因素的综合影响所致。

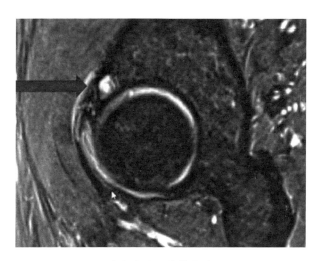

白色为髋臼前缘囊肿

105 髋关节前方不稳定为什么要做髋臼截骨手术?

对于髋关节前方不稳定可能需要进行髋臼截骨手术的情况,一般包括以下原因:

(1)复杂的髋关节不稳:在一些髋关节前方不稳定的情况下,保守治疗可能已经无法有效改善症状,而手术干预可能是必要的选择。髋臼截骨手术可以通过改变髋臼的形态和角度，增加髋臼的覆盖范围，从而提高髋关节的稳定性。

（2）骨性改变：有些患者可能因为髋臼发育异常或髋臼发生了骨性变化，导致髋关节出现不稳定和疼痛症状。而髋臼截骨手术可以通过重建髋臼形态，纠正骨性改变，从而减少对髋关节的不稳定影响。

（3）髋关节发育不良：一些患者本身可能存在髋关节发育不良，这可能导致髋关节前方不稳定。在这种情况下，髋臼截骨手术可以通过重建髋臼的形态，促进髋关节恢复正常的功能。

髋关节前方不稳定是由于髋臼前缘对于股骨头限制不足所导致，当髋臼前倾角大于 25°以上时，可能要考虑髋臼的去前倾截骨。

106 髋关节前方不稳定为什么要做股骨截骨手术？

髋关节前方不稳定可能需要进行股骨截骨手术的原因包括：

（1）改善髋关节的稳定性：股骨截骨手术可以通过改变股骨颈的角度和位置，来提高髋关节的稳定性。在髋关节前方不稳定的情况下，通过手术干预调整股骨的位置有助于减轻不稳造成的症状。

（2）纠正股骨力学异常：有些患者可能存在髋关节发育异

常，如股骨颈过短或过陡等情况，这可能导致髋关节前方不稳定。股骨截骨手术可以通过重建正常的股骨形态，纠正髋关节发育异常，从而减轻关节不稳的症状。

（3）避免髋关节退变：长期的髋关节前方不稳定可能引起髋关节发生退变和疼痛。通过股骨截骨手术可以改善髋关节的运动学，减少不稳对髋关节的影响，从而有助于减缓关节的退变进程。

髋关节前方不稳定时由于髋臼前缘对于股骨头限制不足所导致，当股骨前倾角大于 35° 以上，可能要考虑股骨的去前倾截骨。

107 髋关节前方不稳定为什么要加强缝合关节囊？

由于髋关节囊，尤其是髂股韧带是维持髋关节前方稳定性的主要软组织结构之一，因而对于髋关节前方不稳定的患者，通过加强缝合以髂股韧带为主的前方关节囊，可以进一步增加前方的稳定性。当髋关节前方不稳定时，加强缝合关节囊是为了提供额外的支持和稳定性，以恢复关节的正常功能和活动范围。通过加强缝合关节囊，还可以修复撕裂或松弛的组织，并重新紧固关节囊，使其能够固定髋关节。这样可以减轻疼痛，恢复关节的稳定性，预防进一步的损伤发生，并帮助恢复髋关节正常的活动能力。

术中,通常会使用线缝合关节囊的撕裂或松弛部分,以固定和重新建立关节囊的结构。这种操作可以通过传统的开放手术或关节镜手术进行。手术后,患者需要进行适当的康复锻炼和物理治疗,以恢复肌肉的力量和关节灵活性。

108 前方中心边缘角偏小为什么不能诊断为髋关节前方不稳?

前方中心边缘角只是用于评估髋关节前方稳定性的一项测量指标。它通过测量髋臼前缘和股骨头中心的连线与经股骨头中心垂线的夹角来评估髋臼的覆盖程度。具体测量方法是在髋关节假斜位 X 线片上,将一条垂直线从股骨头中心垂直向下延伸,然后测量它与髋臼前缘的夹角。这个夹角就是前方中心边缘角。前方中心边缘角一般应在 20°～40°之间。角度越大,表示髋臼覆盖股骨头的程度越好,髋关节前方稳定性也越好。如果前方中心边缘角过小(小于 20°),则可能意味着髋臼覆盖不足,髋关节易发生脱位,导致前方不稳。

前方中心边缘角作为评估髋关节前方稳定性的指标,虽然在临床上有一定的参考意义,但也存在一些局限性,包括以下几点:

(1)不完全反映髋臼几何形态:前方中心边缘角虽然反映了髋臼前缘与垂直线之间的夹角,但它并不能完全反映髋臼的整体几何形态,单凭此参数可能无法全面评估髋臼覆盖股骨头的情况。

（2）前方中心边缘角测量误差较大：测定前方中心边缘角时，可能受到多重因素的影响，如骨盆的旋转程度、投射拍摄角度及测试者自身的主观意识都可以明显影响到前方中心边缘角的测定。

（3）不能单独用于诊断髋关节前方不稳定：前方中心边缘角偏小并不足以单独诊断髋关节前方不稳定，因为髋关节的稳定性是受多种因素影响的，需要综合考虑韧带、肌肉功能、关节囊状态等。

（4）不能完全预测脱位风险：虽然前方中心边缘角偏小可能会增加髋关节脱位的风险，但并不能完全预测脱位的发生，其他因素也需要结合考虑。

因此，在临床上评估髋关节前方稳定性时，前方中心边缘角仅是评估指标之一，还需结合临床症状、功能性评估和其他影像学检查来综合诊断。

109 前方髋臼覆盖不足在 X 线片上如何判断？

前方髋臼覆盖不足通常需要通过影像学检查及临床评估来判断。以下是 X 线检查的判断方法：通过髋关节 X 线片，医生可以通过测量前方中心边缘角来评估髋臼前方的覆盖情况。通常来说，前方中心边缘角在 20°～40°之间被认为是正常范围，小于 20°可能提示前方髋臼覆盖不足。而前壁指数对于髋关节前方不稳定有更高的参考价值,当前壁指数小于 0.41 一般可以判定为前方覆盖不足。

110 髂腰肌弹响就是髋关节前方不稳定吗?

髂腰肌弹响可能是由于肌肉力量失衡、肌肉紧张、髋关节问题或其他因素引起的现象。这种现象可能与髋关节的稳定性有关,但不能简单地将髂腰肌弹响直接归因为髋关节前方不稳定。针对髋关节的稳定性问题,可能需要进行相应的检查和评估,以确定是否存在前方不稳定的情况,并制定相应的治疗方案。当髋关节前方出现不稳定时,可出现髂腰肌的弹响及疼痛等症状,这是由于髂腰肌代偿前方稳定性所致。但在生理情况下,髋关节屈伸活动中也可以诱发髂腰肌弹响。因而单纯的髂腰肌弹响并不能说明存在髋关节前方不稳定的情况。

111 什么是髋臼指数?

髋臼指数也称 Tönnis 角,指的是在平卧位骨盆 X 线正位片上髋臼的关节面内侧缘和外侧缘的连线与水平线的夹角。一般认为,髋臼指数在10°以下为正常。若髋臼指数大于10°,有外侧不稳定的可能性。髋臼指数是评估髋关节发育和髋臼形态的一个重要指标,主要用于评估发育性髋关节脱位和髋臼发育不良的程度。

髋臼指数是通过测量 X 线片中的髋臼角度来进行评估的。一般来说,髋臼角度越大,表明髋臼越倾斜,这可能会增加发育性髋关节脱位的风险。相反,较小的髋臼角度则可能表明髋臼发育不良,这也会导致髋关节发育异常。在临床上,医生会利用髋臼指数来评估婴儿和儿童的髋关节发育情况,特别是用来评估可能存在髋关节脱位或其他发育异常的情况。通过评估髋臼指数,医生可以及早识别髋关节异常发育的状况,并及时采取相应的治疗和干预措施,以减少潜在的髋关节问题的发生。

总的来说,髋臼指数是评估髋关节发育和髋臼形态的重要指标,对于婴幼儿髋关节发育异常的评估具有重要意义。

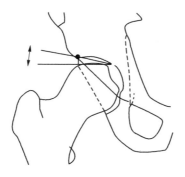

髋臼指数为关节面内侧缘和外侧缘的连线与水平线的夹角

髋关节外侧不稳定最常见的症状是什么?

（1）大粗隆区域的疼痛及臀中肌的疲劳：这些症状都为软组织代偿性稳定所致，且伴有活动后症状加剧的现象。

（2）膝关节问题：髋关节外侧不稳定可能导致膝关节疼痛、不稳定感，尤其是在进行活动或承受负重时。

（3）步态异常：可能出现步态不稳或者髋关节外展步态。

（4）运动功能障碍：髋关节外侧不稳定还会导致髋关节和膝关节运动功能障碍，如难以进行弯曲、伸直或旋转等动作。

髋关节外侧不稳定可能是由于髋部或者膝关节周围肌肉的力量失衡、韧带松弛或者其他结构性问题所导致。这些症状会影响患者的日常生活和运动活动，并可能增加受伤的风险。

113 **髋关节发育不良和髋关节外侧不稳定是一回事吗?**

髋关节发育不良和髋关节外侧不稳定是两个不同的概念，它们并不是一回事。髋关节发育不良通常指的是髋臼或股骨头发育不全或异常，这可能使得髋关节的正常活动受到限制，增加了髋关节退行性疾病的患病风险，如髋关节退行性关节炎。而髋关节外侧不稳定通常指的是髋关节周围肌肉、韧带或其他结构的不稳定,导致髋关节在外侧方向上的活动受到影响。髋关节外侧不稳定可能会导致髋关节疼痛、步态异常、运动功能障碍等症状。

尽管两者是不同的概念,但在某些情况下,髋关节发育不良和髋关节外侧不稳定可能会相互影响。髋关节发育不良可能增加髋关节周围结构承受的压力和负荷,从而增加髋关节外侧不稳定的风险。同时,髋关节外侧不稳定可能会影响髋关节的正常运动模式,进而影响髋关节的发育和健康。大部分有症状的髋关节发育不良属于髋关节外侧不稳定,但髋关节发育不良还可能同时存在髋关节前方不稳定,因而髋关节发育不良与髋关节外侧不稳定并不是同一类疾病。

114 什么样的患者容易有髋关节外侧不稳定?

髋关节外侧不稳定通常与髋部周围肌肉、韧带或其他结构的不稳定有关,因此以下患者可能更容易出现髋关节外侧不稳定的症状:

(1)运动员:尤其是需要频繁进行侧向移动、转向等动作的运动员,由于其髋部周围结构的反复受压和扭曲,可能会增加髋关节外侧不稳定的风险。

(2)髋部肌肉失衡:股四头肌和髂腰肌等肌肉群的失衡可能

导致髋部异常负担,从而增加了髋关节外侧不稳定的风险。

(3)韧带松弛:髋部周围韧带过度松弛或损伤也可能导致髋关节不稳定,这增加了髋关节外侧不稳定发生的可能性。

(4)先天性因素:如髋关节发育不良可能导致髋关节骨性覆盖异常或肌肉、韧带结构的异常,从而增加髋关节外侧不稳定的风险。

(5)髋部手术史:曾经进行过髋部手术的患者,如髋部韧带修复手术或髋关节置换术后,可能增加髋关节外侧不稳定的风险。

一般来说,在标准平卧位骨盆 X 线片上外侧中心边缘角小于 20°的患者很可能存在髋关节外侧不稳定的情况。其次是外侧中心边缘角在 20°~24°之间,且髋臼指数大于 10°的患者也可能存在外侧不稳定。

115 髋关节后方不稳定如何治疗?

髋关节后方不稳定是指由于各种因素导致的髋关节后方结构无法正常维持髋关节后方稳定性,进而导致股骨头向后发生超生理范围的微动的疾病。髋关节后方不稳定较为少见,一般多见于男性或者幼年期有截骨手术史的患者。髋关节后方不稳定通常指的是髋关节后部结构的不稳定性,可能导致髋关节在过伸、内旋时发生不稳定。

髋关节后方不稳定可能会导致髋关节在运动和日常活动中产生不适,甚至引起疼痛和其他症状。治疗方法包括物理治疗、肌肉锻炼、骨性重建手术等,具体治疗方案需要根据患者的具体情况而定。

116 中央型骨赘与髋关节不稳定有关吗?

中央型骨赘可能会导致髋关节的功能障碍,特别是在特定的运动方向上引起阻碍或不适。如果髋臼内侧壁的骨赘显著增生,就会影响股骨头的旋转运动,从而引起髋关节的不稳定,并在特定的关节活动中产生疼痛或不适感。因此,中央型骨赘与髋关节不稳定有可能存在关联,尤其是在影响髋关节稳定性和活动范围的情况下。但目前没有证据证明中央型骨赘与髋关节不稳定直接相关。但中央型骨赘多与髋臼边缘骨赘同时出现,一般都认为其表明关节内存在明显的退变情况。

117 什么是临界型髋关节发育不良?

临界型髋关节发育不良是一个影像学概念,泛指在标准平卧位骨盆 X 线片上,外侧中心边缘角介于 $20°\sim25°$ 之间的髋关节形态。

临界型髋关节发育不良是一种常见的髋关节形态学变异。这是一种髋关节结构发育异常的情况,通常涉及髋臼和(或)股骨头发育不足。在临界型髋关节发育不良中,髋臼可能不够深,股骨头也可能发育异常,这两者都会影响髋关节的稳定性和正常功能。由于髋臼和股骨头没有良好地对接,导致髋关节易受到不稳定和外伤的影响,但这并不能说明髋关节必然存在不稳定。总之,临界型髋关节发育不良可能影响髋关节结构和功能,它并不是一个诊断,而且症状来源复杂,可能为髋关节撞击或髋关节不稳定所致,故需要仔细鉴别。

118 临界型髋关节发育不良会引起髋关节撞击吗?

临界型髋关节发育不良往往会导致髋关节的不稳定性,从而增加髋关节发生撞击或摩擦的风险。发育不良会导致骨骼结构异常,临界型髋关节发育不良由于周围骨性组织可能存在代偿性肥大的现象,因而可以发生髋臼和股骨头颈结合部的异常接触,从而诱发撞击。

119 临界型髋关节发育不良会伴发髋关节不稳定吗？

会的，临界型髋关节发育不良可能伴发髋关节不稳定。临界型髋关节发育不良的患者需要特别关注髋关节的稳定性，一旦髋关节由于各种原因产生稳定结构异常或者受损，很可能将髋关节从稳定转化为不稳定。

此外，临界型髋关节发育不良还泛指外侧稳定性无法确定的髋关节，但此类髋关节可能同时存在前后方不稳定的现象，因而临界型髋关节发育不良可能存在髋关节不稳定的现象，需仔细鉴别。

120 有症状的临界型髋关节发育不良该如何治疗？

对于有症状的临界型髋关节发育不良的治疗，通常需要综合考虑患者的年龄、症状严重程度、髋关节结构的具体情况及病程等因素，以制定个性化的治疗方案。以下是一些常用的治疗方法：

（1）物理治疗和康复训练：针对临界型髋关节发育不良引起的髋关节不稳定和疼痛，物理治疗师可以设计个体化康复训练计划,包括肌力训练、平衡训练和活动能力提高,以强化髋部肌肉,改善髋关节的稳定性和功能。

（2）手术治疗：对于一些严重或进展性的临界型髋关节发育不良,可能需要考虑手术干预,如髋关节成形术、髋关节镜手术或髋关节置换术,以重建髋关节的结构、稳定性和功能。

值得注意的是,治疗临界型髋关节发育不良需要充分考虑患者的个体差异和治疗目标,有症状的临界型髋关节发育不良治疗的原则是需要鉴别整个症状的来源是髋关节不稳定,还是髋关节撞击,错误的诊断可能会导致治疗后患者髋关节症状的进一步加重。